Lietz

**Klinisch-neurologische Untersuchung im Kindesalter**

R. Lietz

# Klinisch-neurologische Untersuchung im Kindesalter

Deutscher Ärzte-Verlag
Köln 1993

Dr. med habil. Rainer Lietz
Universitäts-Kinderklinik
der Universität Leipzig
Oststraße 21 – 25, 04317 Leipzig

Mit 54 teils farbigen Abbildungen

ISBN 3-7691-0287-8

Die Deutsche Bibliothek – CIP-Einheitsaufnahme

Lietz, Rainer: Klinische-neurologische
Untersuchung im Kindesalter/R. Lietz. –
Köln: Dt. Ärzte-Verl., 1993
ISBN 3-7691-0287-8



Gesamtherstellung:
Deutscher Ärzte-Verlag GmbH, Köln

# Inhaltsverzeichnis

# Vorwort

Es ist ein schwieriges Unterfangen, die neurologische Untersuchung, wie sie der Erwachsenen-Neurologe versteht, in das Kindesalter ohne gewisse Abstriche übertragen zu wollen. Die Kinder zeigen entsprechend ihrem Lebensalter, ganz besonders in den sehr frühen Phasen neurologische Reaktionsmuster und Reflexantworten, die vom Reifegrad zentralnervöser Strukturen in einer sehr komplexen Weise abhängen. Diese Gegebenheiten erfordern ein gegenüber dem Erwachsenenalter völlig anderes Vorgehen bei der Auslösung, eine komplexe Betrachtung der Reaktionsmuster und eine streng mit dem Entwicklungsstand des ZNS korrelierte Bewertung der Untersuchungsergebnisse.

Aus einer jahrelangen konsiliarischen Tätigkeit auf Kinderstationen erwuchs die Idee, dem Kinderarzt eine Art neuropädiatrischen Kompaß durch die Entwicklungsstadien vom Frühgeborenen bis hin zum Schulkind, bei dem im wesentlichen schon die Erwachsenen-Neurologie zum Tragen kommt, in die Hand zu geben. Der Kinderarzt soll so früh wie möglich alle gestörten Bereiche erfassen, um durch eine frühe Förderung und Behandlung die bestmöglichen Chancen für eine Korrektur zu nutzen. Der neurologische Bereich wird dabei erfahrungsgemäß allzugern vernachlässigt und dem Spezialisten überlassen. Mit diesem Buch soll an dieser für das Kind schädlichen Entwicklung ein wenig gerüttelt werden. Die Auswahl der angebotenen Untersuchungsverfahren ist bei der Fülle des Angebotes zwangsläufig subjektiv und wurde von der Absicht bestimmt, einige wenige Untersuchungen sicher zu beherrschen. Dabei ist dem Autor sehr wohl bewußt, daß der Terminus „neurologisch“ wegen der entwicklungsbedingten Unreife zentralnervöser Strukturen in Richtung einer umfassenden Verhaltensbeobachtung erweitert werden muß. Das Ziel ist das frühestmögliche Aufdecken möglicher Störungen in den verschiedenen Kindheitsphasen, dafür sei es gestattet, die Grenzen einer exakten neurologischen Untersuchung zu erweitern.

Das bundesweit praktizierte Krankheitsfrüherkennungsprogramm mit den U1- bis U9-Untersuchungen wurde bei den jeweils als günstig erachteten Reaktionen und Reflexen mit Kennzeichnung der U-Nummern versehen.

Die Erstellung eines Buches stützt sich immer auf eine Reihe von Helfern, ohne deren Zutun eine termingerechte Fertigstellung nicht zu gewährleisten wäre.

An dieser Stelle soll Frau Petra Schröder vom Lektorat des Verlages ganz herzlich für ihr engagiertes Begleiten der einzelnen Phasen, Frau Roswitha Knoblich, Leipzig, für das unermüdliche Schreiben des Manuskriptes und Herrn Ernst Halwaß, Nossen, für die sehr aufgeschlossene Zuarbeit bei der Anfertigung der Zeichnungen gedankt werden.

Rainer Lietz

# Verzeichnis der Abkürzung und Symbole

| | |
|---|---|
| BEL | Beckenendlage |
| FG | Frühgeborenes |
| GA | Gestationsalter |
| LJ | Lebensjahr |
| LM | Lebensmonat |
| LT | Lebenstag |
| M. (Mm.) | Musculus (Musculi) |
| MER | Muskeleigenreflexe |
| N. (Nn.) | Nervus (Nervi) |
| NG | Neugeborenes |
| PBZ | Pyramidenbahnzeichen |
| REM | rapid eye movement |
| RR | Blutdruck nach Riva-Rocci |
| Tr. | Tractus |
| ZNS | Zentralnervensystem |
| < | kleiner als |
| > | größer als |
| → | gibt die Auslösung des Reflexes bzw. Reflexmusters an |
| ⇨ ⇨ | verweist auf die normale Reaktion |
| ➡ | zeigt die pathologische Reaktion an |

# 1 Neurologische Untersuchung in der Frühgeborenenperiode

## 1.1 Neurologische Untersuchung des Frühgeborenen

(Gestationsalter < 37 Wochen)

Bei der Bewertung des neurologischen Entwicklungsstandes eines Frühgeborenen (FG) muß sich der Untersucher vor Augen halten, daß in dieser Periode sehr intensiv und rasch ablaufende Veränderungen am Nervensystem vor sich gehen. Die Veränderungen bedeuten zum einen Funktions- und Substanzzunahme (zunehmende Myelinisierung) und zum anderen zeitliche Bindung der genetisch vorbestimmten Abläufe. Diese streng zeitlich determinierten Vorgänge laufen sowohl intra- als auch extrauterin ab.

Auf diese Weise lassen sich entwicklungsneurologische Parameter in bestimmten Zeitabschnitten nachweisen oder können auch dazu dienen, eine bestimmte Entwicklungsperiode des Frühgeborenen zeitlich zu begrenzen. Zur zeitlichen Bewertung dient das Konzeptionsalter, das der Zeitdauer von der Konzeption bis zur Untersuchungswoche des Frühgeborenen entspricht. Wichtig ist die Angabe des Gestationsalters (GA), das die Zeitdauer in Wochen vom 1. Tag der letzten Regelblutung bis zur Geburt angibt.

Der Untersucher darf nun nicht erwarten, daß er mittels eines isolierten Reflexes bzw. Reaktionsmusters ausreichend Einblick in topisch-neurologische Zusammenhänge erhält. Das Nebeneinander von teilweise ausgereiften und noch unzureichend myelinisierten Hirnarealen gestattet nur eine globale Aussage über Funktionsbereiche, die den Besonderheiten des Frühgeborenen entsprechend seiner Gestationsalterstufe entsprechen.

Die Reifung der nervalen Strukturen beginnt in der 3.–6. Woche mit der Induktion der Nervenzellbildung (Volpe) und setzt sich in der Proliferationsphase (8.–16. Woche) mit einer sehr intensiven Vermehrung des

Bestandes an Neuronen in den subependymalen, sub- und ventrikulären Schichten fort.

In der sich anschließenden Migrationsphase (12.–24. Woche) wandern die Neuronen radial zum Kortex und den subkortikalen Kerngebieten aus, womit die anatomischen Grundlagen für die sich darauf aufbauenden Funktionsstrukturen geschaffen werden. Von der 24. Woche an setzt die Organisationsphase mit der Ausbildung axonaler und dendritischer Verzweigungen ein, die mittels Synapsen eine immense Vielfalt von kommunikativen Möglichkeiten schafft. Außerdem kommt es in dieser Zeit zur Proliferation und Differenzierung der Glia. Gleichfalls um die 24. Woche setzt die Myelinisierung der Nervenbahnen ein. Sie erfolgt nicht in allen Regionen gleichmäßig, sondern bevorzugt zunächst die sensorischen Systeme, wobei auch hier eine unterschiedliche Wichtung berücksichtigt werden muß. Der zeitliche Zusammenhang des Reifens der neurologischen Funktionen mit dem Gestationsalter des Frühgeborenen bringt es mit sich, daß bestimmte Funktionen in Abhängigkeit vom aktuellen Entwicklungsstand beurteilbar sind und andere wegen fehlender oder noch unzureichender Strukturierung noch nicht auszulösen sind.

So ist eine neuromuskuläre Aktivität des Fetus etwa ab der 12. Schwangerschaftswoche nachweisbar, obwohl die sensorische Qualität des Tastempfindens bereits um die 8. Schwangerschaftswoche strukturell vorhanden ist. Dabei ist eben die Etablierung der afferenten Strecke und Schaltungen des Tastempfindens die eine Sache, eine äußerlich erkennbare und damit für den Untersucher registrierbare Reaktion erfordert die Funktionsfähigkeit des efferenten Weges bis hin zum intakten Muskel, der dann erst die für den Untersucher erkennbare Reaktion auf den auslösenden Reiz zeigt. Bis zum Termin des reif geborenen Kindes (40 Wochen + 2) haben Hirnstamm und Subkortex, insbesondere die Stammganglien, ihre weitgehende strukturelle Differenzierung und Funktionsreife erreicht und gehen damit der Entwicklung von Kortex und Kleinhirn in zeitlicher Hinsicht deutlich voraus. Die jeweiligen Hirnregionen sind im Laufe der Frühgeborenenzeit abgestuft in die dem Gestationsalter entsprechenden Haltungs-, Bewegungs- und Reaktionsmuster eingebunden. Es ist ein Charakteristikum des Frühgeborenen, daß bereits bei sehr unreifen Frühgeborenen das sensorische Tastempfinden einen hohen Reifungsgrad erreicht hat und zunehmend Gleichgewichtsreaktionen die Oberhand gewinnen. Auch die ablaufende Myeliniserung vollzieht sich bevorzugt an den Leitungsbahnen für das Tastempfinden und den Bahnen der Vestibularorgane (anatomisch um die 8. Woche funktionstüchtig).

Ab der 28. Woche kann das Frühgeborene bereits nachweislich zwischen Berührungs- und Schmerzreizen differenzieren; ein äußerlich erkennbares Reaktionsvermögen hinsichtlich einer Orientierung auf die Schwerkraft (tonischer Nackenreflex) wird ab der 32. Woche in der Regel nachgewiesen. In Anlehnung an DARGASSIES sind nachfolgend bei den verschiedenen Gestationsaltersstufen jeweils nur 3 Prüfkriterien (Muskeltonus, gekreuzter Streck-Reflex und das Rooting-Phänomen) angeführt.

Zu Beginn hat immer eine gründliche Beobachtung des Frühgeborenen zu erfolgen.

## Beobachtung des Frühgeborenen

Bevor irgendwelche Manipulationen am Frühgeborenen vorgenommen werden, sei es die Nahrungszufuhr, das Wickeln oder Blutentnahmen, ist ein Beobachten des Frühgeborenen hinsichtlich Ruhehaltung, spontan ablaufender Bewegungsmuster (isoliert über Gesicht oder Gliedern, komplexe Bewegungen über Rumpf und Extremitäten; deren Häufigkeit, Intensität und der erzielte Bewegungseffekt) und seines Verhaltenszustandes dringend erforderlich. Ohne Vorliegen eines solchen Ausgangsbefundes verlieren die nach Stimulation ausgelösten Reaktionsmuster erheblich an Wert.

Zugleich muß sich der Untersucher über den Gesamtstatus des Frühgeborenen informieren, d. h. Gestationsalter, Stoffwechsellage, Grad der erforderlichen Intensivmaßnahmen, Herz-Kreislauf-Situation, eventuelle Behinderung der Spontanlage durch applizierte Monitorkabel, zeitlicher Abstand zur letzten Nahrungsaufnahme, Schlaf-Wach-Periodik.

Grundsätzlich lassen sich die von PRECHTL für das Neugeborenenalter (siehe S. 27) angegebenen 6 Verhaltensgrade mehr oder weniger, zunehmend bei Frühgeborenen mit einem höheren Gestationsalter, anwenden; dabei wird eine exakte Entscheidung für ein bestimmtes Stadium dadurch gestört, daß bei den unreifen Frühgeborenen die Stadien fließend ineinander übergehen, wenig charakteristisch ausgestaltet sind und sehr rasch wechseln. (Einen Anhaltspunkt für die Unterscheidung von Wachsein und Tiefschlaf kann neben dem EEG die Herzfrequenz geben, die bei letzterem beträchtlich niedriger liegen kann).

Zumeist befindet sich das Frühgeborene in einem somnolenten Zustand, der kurzzeitig von einer mehr wachen Phase abgelöst und bei Stimulation des ungestörten Frühgeborenen auch anhaltend aufrecht erhalten werden kann.
Etwa ab 32. Woche sind die Schlaf-Wach-Zustände auch durch Beobachtung deutlich erkennbar voneinander abgesetzt. Ein waches Frühgeborenes gestattet es dem Untersucher, die von ihm gewählte Reizauslösung angepaßt anzuwenden und damit vergleichbare Reaktionsmuster zu erzielen.

## Beurteilung des Muskeltonus

Es ist zu unterscheiden zwischen einem *Haltungstonus*, der sich in der Grundhaltung des Frühgeborenen im Raum ausdrückt und durch den Widerstand der Muskulatur bei passiver Bewegung in den verschiedenen Gelenkachsen zu prüfen ist, und einem phasischen Tonus. Unter entwicklungsneurologischer Sicht kommt ihm die Aufgabe zu, eine stabile Stellung des Körpers gegen die Gravitationskräfte zu ermöglichen.

Beim Frühgeborenen ist mit zunehmendem Gestationsalter, ausgehend von einem sehr niedrigen Tonus mit 28 Wochen (Hypotonus), eine langsame Tonuszunahme in kaudozephaler Richtung auffällig. Der mit dem Gestationsalter korrelierte Tonus zeigt den Feten unter der 24. Woche in einer Beugehaltung, die nach der 26. Woche von einer schwach ausgeprägten Streckhaltung abgelöst wird.

Entsprechend der Reifung der nervalen Strukturen nimmt langsam das Übergewicht der Flexoren zu, die dann beim am Termin geborenen Kind die Grundhaltung bestimmen. Trotz des Tonuszuwachses im Laufe der Frühgeborenenperiode ist zum Zeitpunkt des extrauterin erreichten Geburtstermins im Vergleich zum reif geborenen Kind eine Differenz vorhanden: Das Reifgeborene hat einen höheren Grundtonus als das dem Gestationsalter entsprechend gleichaltrige Frühgeborene.

Neben dem Haltungs-, Basis- oder Grundtonus ist der *phasische Tonus* zu berücksichtigen. Dieser ist durch die Muskelaktivität, z. B. im Rahmen der Reflexauslösung, und durch die Intensität sowie das Bewegungsausmaß einer plötzlichen Stellungsänderung charakterisiert (die dann auf der Basis einer internen oder externen Stimulation abläuft). Eine zusammenfassende Bewertung des Tonus sollte immer beide Seiten im Vergleich berücksichtigen und das Verteilungsmuster (generalisiert oder isoliert) tonischer Auffälligkeiten beschreiben.

## Gekreuzter Streck-Reflex in der Frühgeborenenperiode

**Auslösung:** Das Frühgeborene wird in Rückenlage, möglichst ohne eine Abwehr zu provozieren, in eine mittlere Lage gebracht und seitens des Untersuchers wird mit dem Zeigefinger wechselseitig ein Bein im Bereich der Patella leicht auf die Unterlage gedrückt, womit eine Streckung dieses Beines passiv erreicht wird. Die Plantarfläche des Fußes des gestreckten Beines wird mit einer Tupferspitze zart bestrichen.

**Reaktion:** Im freien Bein kommt es zu 3 Reaktionsabfolgen:
- zunächst Beugung des Beines im Knie und Hüftgelenk
- danach langsam vom Kniebereich ausgehende und bis zum Fuß sich ausdehnende Streckung
- zuletzt eine deutliche Adduktion des gestreckten Beines.

Die einzelnen Reaktionen sind in Abhängigkeit vom Gestationsalter mehr oder weniger vollständig auslösbar.

## Rooting-Reflex

Siehe Seite 32.

## 1.2 Frühgeborenes mit einem Gestationsalter von 28 Wochen

**Allgemeines:** Das Frühgeborene befindet sich überwiegend im Schlafzustand mit sehr kurzen, unregelmäßig eingestreuten Wachheitsphasen. Diese sind äußerlich erkennbar an spontan ablaufenden Bewegungen und werden zumeist durch pflegerische Maßnahmen ausgelöst oder verstärkt. Die Art und Weise der Bewegungsmuster läßt sich als langsam, etwas zähflüssig und vom Bewegungsausmaß als weiträumig beschreiben. Die Bewegungen zeigen sich bevorzugt über den unteren Extremitäten. In der Ruheposition liegen die Arme in regelloser Beugehaltung und die Beine in Streck- oder Beugehaltung.

**Tonus:** Es herrscht über Nacken, Rumpf und Extremitäten ein gleichmäßig verteilter, ausgeprägter Hypotonus vor. Wird eine Extremität angehoben, fällt sie beim Loslassen widerstandslos in eine lediglich durch die Schwerkraft und ihren Fixationspunkt bestimmte Position zurück. So können die Beine gestreckt bis zum Kopf geführt (fehlender Rebound-Effekt) und die Arme jeweils um die Schulter der Gegenseite gelegt werden (Schal-Phänomen).

Meßbarer Ausdruck dieses ausgeprägten Hypotonus ist ein Fuß-Unterschenkel-Winkel von 25°, ein nahezu gestreckter Ellenbogenwinkel von 170° und ein gestreckter Kniegelenkwinkel von 180°.

**Motilität:** Trotz des ausgeprägten und über allen Körperregionen vorherrschenden Hypotonus finden sich wiederholt einzelne spontan ablaufende Bewegungen (etwas häufiger und akzentuierter über den unteren Extremitäten).

Der Bewegungsablauf erfaßt auch die Füße, die bei einer Streckung im Bein gleichfalls dieses Muster – allerdings schwächer und verzögert – imitieren.

**Gekreuzter Streck-Reflex:** Auf der Gegenseite ist keine reaktive Streckung auslösbar. Es finden sich höchstens verzögert einsetzende und ungerichtete Bewegungsausschläge über dem freien Bein, die aber auch völlig fehlen können.

**Rooting-Reflex:** Von der Stimulation des Mundwinkels durch den Untersucher geht nur eine verzögerte und schwach ausgeprägte Reaktion aus – geringes Verziehen der Lippen einschließlich des Mundwinkels, die Seitwärtswendung des Kopfes ist unregelmäßig nachweisbar; die Beugung des Kopfes fehlt vollständig, eher findet sich eine leichte Streckung des Kopfes.

## 1.3 Frühgeborenes mit einem Gestationsalter von 30 Wochen

**Allgemeines:** Es überwiegen im 24-Stunden-Zyklus die Schlafzustände, die von kurzen Phasen des Wachseins mit fließenden Übergängen unterbrochen werden. Dabei fällt auf, daß das Frühgeborene auch die Augen kurzzeitig öffnet begleitet von einer angedeuteten Kopfdrehung.

In der Ruheposition zeigt das Frühgeborene eine lockere Beugung im Armbereich, die unteren Extremitäten können gebeugt oder gestreckt sein, der Kopf liegt quasi widerstandslos in Seitenlage mit Annäherung des Kinns an das Acromion.

**Tonus:** Der vorherrschende Hypotonus zeigt sich über den oberen Extremitäten deutlicher als über den unteren.

Werden die angehobenen Extremitäten auf die Unterlage fallengelassen, so äußert sich die zwischen kranial und kaudal geringgradig differierende Tonisierung in Form eines leichten Rebound-Effektes über den oberen Extremitäten.

| | |
|---|---|
| Fuß-Unterschenkel-Winkel | ca. 35° |
| Ellenbogenwinkel | ca. 150° |
| Kniegelenkwinkel | ca. 160° |

**Motilität:** In Abhängigkeit vom Schlaf-Wach-Rhythmus mit zahlenmäßig häufiger ablaufenden Bewegungsmustern in den kurzen Wachzuständen werden neben den regellosen Bewegungen in den Extremitäten jetzt auffällig vermehrt mimische Reaktionen gesehen. Es lassen sich Saug- und Schluckphasen voneinander abtrennen und es findet sich bereits eine weitgehende Koordination zwischen dem Atemrhythmus und den Schluckabläufen.

**Gekreuzter Streck-Reflex:** Die Reaktion seitens des freien Beines zeigt sich in einem uneinheitlichen, bei Wiederholung unregelmäßig auslösbaren, mehr oder weniger schwachen Abwehrmuster mit Tendenz zur Beugung.

**Rooting-Reflex:** Es läßt sich – allerdings mit unterschiedlich langer Verzögerung – eine Reaktion des gesamten Musters durch den Untersucher auslösen.

## 1.4 Frühgeborenes mit einem Gestationsalter von 32 Wochen

**Allgemeines:** Es überwiegen weiterhin die Schlafphasen, wobei die eingestreuten Wachphasen teilweise spontan auftreten und sich deutlich von den Übergangsphasen abheben.

Vom Frühgeborenen wird eine lockere Streckhaltung seitens aller Extremitäten eingenommen. Durch Berühren der Finger des Frühgeborenen ist eine schwache Beugung im Handbereich auszulösen, die sich dann als muskuläre Spannung mit kaum erkennbarem Bewegungseffekt über Unterarm und Oberarm ausweitet.

Als neues Bewegungsmuster treten in diesem Gestationsalter lokalisierte Bewegungen hervor. Insgesamt sind die Bewegungen lebhafter geworden, und sie gestatten auch laterale Drehungen im Rumpfbereich. Das Frühgeborene kann jetzt zwischen Berührungs- und Schmerzreizen differenziert reagieren.

**Tonus:** Der Hypotonus ist weiterhin zwischen Armen und Beinen unterschiedlich: Ein Anheben der gestreckten Beine mit Annäherung des Fußes zum Kopf ist nicht mehr möglich; die angehobenen und anschließend fallen gelassenen Arme lassen eine leichte Recoil-Bewegung erkennen. Im Vergleich zwischen oberen und unteren Extremitäten ist der Hypotonus über den Beinen schwächer ausgeprägt.

| | |
|---|---|
| Fuß-Unterschenkel-Winkel: | ca. 30° |
| Ellenbogenwinkel: | ca. 150° |
| Kniegelenkwinkel: | ca. 150°. |

**Motilität:** Die Bewegungen treten abrupt einschießend auf, haben eine größere Ausdehnung und halten länger an.
Sie betreffen nicht nur die Extremitäten und den mimischen Bereich sondern erfassen auch den Rumpf, der eine wechselnde Verdrehung und Verbiegung auf der Auflage erkennen läßt. Die Bewegungsmuster sind über den unteren Extremitäten etwas deutlicher und zeigen oftmals ein isoliertes Ansprechen des Oberschenkels gegenüber dem Rumpf, wobei die zuvor bestandene Ausbreitungstendenz von den Extremitäten auf den Rumpf abgekoppelt ist.

**Gekreuzter Streck-Reflex:** Die Stimulation bewirkt zunächst eine leichte und schwache Beugung des freien Beines, anschließend eine langsam ablaufende, tonische Streckung mit deutlich hervortretender Abduktion des gestreckten Beines im Hüftgelenk. Letztere Reaktion läßt sich bei anhaltender Stimulation verstärkt auslösen.

**Rooting-Reflex:** Nach der Stimulation folgt eine rasche, teilweise klonisch anmutende Seitwärtsdrehung mit entsprechender oraler Reaktion; die Kopfstreckung ist deutlich erkennbar, wohingegen die Flexionsbewegung des Kopfes kaum nachweisbar bleibt. Das Kind ist jetzt in der Lage, spontan an seiner Hand zu lutschen.

# 1.5 Frühgeborenes mit einem Gestationsalter von 34 Wochen

**Allgemeines:** Während die Arme zumeist noch leicht gestreckt auf der Unterlage aufliegen, werden die Beine mehr oder weniger gebeugt und im Hüftgelenk abduziert gehalten. Im Nackenbereich überwiegen Streckmuskeln gegenüber den Beugern, durch passives Abstützen des Kopfes seitens des Untersuchers ist ein kurzes Halten des Kopfes zu erreichen. Ein Auslösen des Handgreif-Reflexes führt neben der lokalen Reaktionsantwort auch zu einer Tonusanspannung über Unter- und Oberarm mit Einbeziehen des Schultergelenkes. (Abb. 1).

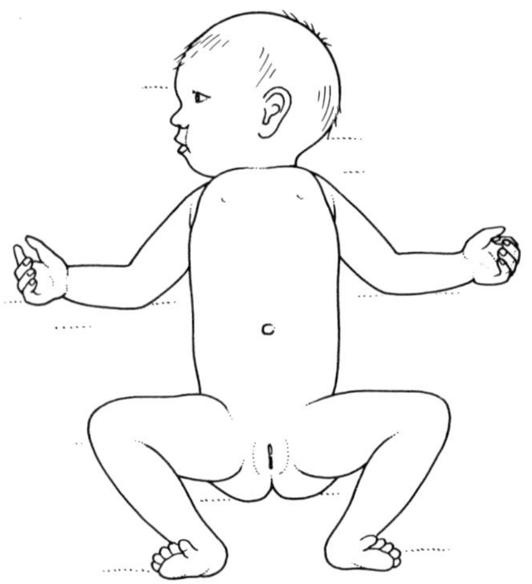

**Abbildung 1:**
Die typische „Frosch-Haltung" zeigt sich in den hypotonen, leicht gestreckten Armen und in den gebeugten, der Unterlage aufliegenden Beinen.

**Tonus:** Die Tonusdifferenz zwischen Armen und Beinen ist jetzt deutlich ausgeprägt, während die Arme weiterhin schlaff auf die Unterlage zurückfallen mit einer geringen Recoil-Tendenz, zeigen die Beine eine ausgeprägte Tendenz, die zuvor eingenommene Beugehaltung wieder einzunehmen.

| | |
|---|---|
| Fuß-Unterschenkel-Winkel: | ca. 30° |
| Ellenbogenwinkel: | ca. 140° |
| Kniegelenkwinkel: | ca. 120°. |

**Motilität:** Die entsprechend der Hypotonus-Präferenz eingenommene „Frosch"-Haltung wird bei insgesamt weniger ablaufenden spontanen Bewegungen als charakteristische Grundposition immer wieder hergestellt und damit die mehr oder weniger deutliche Beugehaltung im Extremitätenbereich gewahrt (in den Beinen viel ausgeprägter als in den Armen).

**Gekreuzter Streck-Reflex:** Nach Auslösung zeigt das freie Bein bei der Beugung eine wenig ausgeprägte Abduktion; bei der Streckhaltung sind auch die Zehen abgespreizt; eine Adduktion ist noch nicht nachweisbar.

**Rooting-Reflex:** Alle Phasen des Reflexes laufen nach Auslösung hintereinander und deutlich ausgeprägt ab.

## 1.6 Frühgeborenes mit einem Gestationsalter von 36 Wochen

**Allgemeines:** Das Frühgeborene dreht jetzt den Kopf in Rückenlage ruckartig zur Seite und wechselt auch spontan die eingenommene Position in wenigen Winkelgraden; der Kopf verbleibt nicht in der Rumpflinie. Über den oberen Extremitäten wird die Streckhaltung von einer immer häufiger eingenommenen Beugehaltung abgelöst, die auch nach einer passiven Streckung der Arme seitens des Untersuchers mit Verzögerung wieder eingenommen wird.

Über den unteren Extremitäten dominiert die Streckhaltung von Ober- und Unterschenkel neben einer leichten Abduktion. Insgesamt erscheint die Spontanaktivität durch die zunehmende Flexorenaktivität etwas beschränkt. Der Rumpf ist in jeder Position zumeist gestreckt und läßt die früher bestandene isoliert-segmentale Haltung vermissen; somit gewinnt der gesamte Rumpfbereich einen einheitlichen Tonus und gestattet eine aktive Streckung des gesamten Rumpfes.

**Tonus:** Der Hypotonus besteht weiterhin, jedoch hat er im Vergleich zu den vorangegangenen Gestationsaltersstufen nachgelassen. Eine passive Seitdrehung des Kopfes ist aus der Mittelstellung (in Rückenlage) bis zu einem Winkel von ca. 45° möglich, der Beugetonus überwiegt über den Extremitäten (über den Armen deutlicher als über den Beinen.

| | |
|---|---|
| Fuß-Unterschenkel-Winkel: | ca. 30° |
| Ellenbogenwinkel: | ca. 120° |
| Kniegelenkwinkel: | ca. 170°. |

**Motilität:** Die fortgeschrittene Tonisierung der Muskulatur im Rumpf zeigt sich in einer Strecktendenz mit abnehmender Häufigkeit von segmentalen Bewegungen; neben den locker bewegten Extremitäten, deren überwiegender Beugetonus das Bewegungsmaß etwas begrenzt, wird der Kopf spontan aus der passiv beigebrachten Mittellage zur Seite gedreht.

**Gekreuzter Streck-Reflex:** Am freien Bein lassen sich die drei Komponenten dieser Reaktionsabfolge Flexion, Extension und anschließende Adduktion des gestreckten Beines voneinander isoliert nachweisen. Die Streckphase ist am deutlichsten ausgeprägt, die Abduktion fehlt.

**Rooting-Reflex:** Nach prompter Auslösung dieses Reflexes erscheint die Beugung des Kopfes wenig ausgedehnt und unharmonisch in den Gesamtablauf des Geschehens eingeordnet.

# 2
# Neurologische Untersuchung in der Neugeborenenperiode

## 2.1
## Neurologische Untersuchung des Neugeborenen

Entsprechend den Ausführungen im Abschnitt über Frühgeborene ist auch in der Neugeborenenperiode die enge Verbindung zwischen Reifegrad des ZNS und Konzeptionsalter hervorzuheben. Somit läßt sich im Regelfall bei Nachweis aller zu erwartenden Reaktionen der Reifegrad des Neugeborenen bestimmen bzw. das Konzeptionsalter bestätigen. Bei gestörten Neugeborenen dokumentieren pathologisch auslösbare Reaktionen oder fehlende Muster jedoch nicht zwangsläufig ein geringeres Konzeptionsalter, sondern den Grad und das Ausmaß einer von der Norm abweichenden Reaktivität der zentralnervösen Strukturen. In diesem Fall ist hinsichtlich der Korrektur der Reifebeurteilung des Neugeborenenalters wenig gewonnen.

Die Untersuchungsergebnisse werden sehr vom Verhaltenszustand des Neugeborenen abhängen, so daß diese vom Untersucher nicht nur zu Beginn, sondern auch während des Verlaufes immer wieder zu beachten und gelegentlich zu korrigieren sind.

Prechtl und Beintema haben hierzu international übliche Kriterien beschrieben, die der allgemeinen Verwendung sehr empfohlen werden:

Zustand 1 – die Augen sind geschlossen, die Atmung ist regelmäßig, das Neugeborene zeigt keine Bewegungen.

Zustand 2 – die Augen sind geschlossen, die Atmung ist jetzt unregelmäßig, es zeigen sich keine groben, jedoch Bewegungen im Gesicht und an den Fingern.

Zustand 3 – die Augen sind jetzt offen, grobe Bewegungen fehlen weiterhin, zahlreiche Bewegungsmuster sind im Extremitätenbereich zu sehen.

Zustand 4 – die Augen sind offen, grobe Bewegungen sind zu registrieren, kein Weinen.

Zustand 5 – die Augen sind offen oder geschlossen, Weinen bzw. Schreien bestimmen das Bild.

Zustand 6 – alle anderen zuvor nicht erwähnten Zustände (wie z. B. Koma).

Für die Untersuchung werden die Verhaltenszustände 3 und 4 angestrebt; die Untersuchung sollte 2–3 Stunden nach der letzten Nahrungsaufnahme erfolgen.

Das reife Neugeborene zeigt auf optimale Auslösebedingungen bei entsprechendem Verhaltenszustand das Vorhandensein propriozeptiver oder phasischer Reflexe. Im REM-Schlaf sind sie entsprechend abgeschwächt oder gar nicht auslösbar. Dagegen zeigten sich die Auslösbarkeit des BABINSKI-Phänomens sowie der Bauchhaut-Reflex als wenig abhängig vom Verhaltenszustand.

Bei Bewertung der Auffälligkeiten sollten immer alle verfügbaren Daten aus der prä- und intrapartalen Periode hinzugezogen werden, da diese den Verhaltenszustand des Neugeborenen über einen unterschiedlich langen Zeitraum beeinträchtigen können. Die entwicklungsneurologische Untersuchung sollte bei Auffälligkeiten unbedingt wiederholt werden, um entweder den Zeitpunkt der eingetretenen Normalisierung fixieren zu können oder im negativen Fall die Zeitdauer der Störungen zu verfolgen. Anhaltende neurologische Störungen der Neugeborenenperiode sind entsprechend ihrer Ausgestaltung in prognostischer Hinsicht bedeutsam.

Da die Geburt sich in sehr unterschiedlicher Weise auf den Zustand des Neugeborenen auswirkt, hat die Untersuchung am 1. LT mehr einen orientierenden Charakter. Nach dem 3. LT gewinnt die Untersuchung deutlich an Aussagekraft. Vor jedem aktiven Handeln am Neugeborenen hat eine intensive Beobachtung seines Verhaltens den Vorrang. Von der Norm abweichende Verhaltensmuster:

**Apathie-Syndrom:** Die Schlaf-Wach-Zustände gehen regellos ineinander über und wechseln häufig, im Wachzustand schreit das Kind selten und wenn, dann nur schwächlich. Die ablaufenden Bewegungen sind verlangsamt, komplexe Bewegungsmuster wie Moro unvollständig und rasch erschöpfend ausgestaltet. Die Eigenreflexe sind träge auslösbar, im Gesichtsbereich ist der Lidschlag vermindert.

**Hyperexzitabilitäts-Syndrom:** Eigen- und Fremdreflexe sind lebhaft auslösbar mit erschöpflichen Kloni bei ersteren; die Neugeborenen erscheinen leicht „erschreckbar" – sie reagieren auf Berührung und laute Geräusche mit diesem Muster, der Unterkiefer zeigt oft anhaltende Kloni. Die Auslösung des Moro wird mit einer klonisch untersetzten Reaktion beantwortet.

Im angloamerikanischen Schrifttum wird in diesem Zusammenhang der Begriff „jitteriness" verwendet. Eine Abgrenzung zu neonatalen Krampfanfällen, die in ihrer Ausgestaltung sehr vielfältig sein können, erfolgt durch das Fehlen von abrupten Augenbewegungen, Fehlen von Veränderungen des Atemrhythmus und den Nachweis der wiederholten Auslösung dieser Kloni durch Stimulation.

Der überwache Status ist in wechselndem Ausmaß durch zeitliche Verlängerung der Wachheitsphasen bestimmt.

Es wurden in der Literatur sehr viele Tests beschrieben, die sich mit der Neugeborenenperiode befassen. In den meisten Fällen reichen die Untersuchungsmethoden über das Neugeborenenalter hinaus und betreffen mehr oder weniger auch die Säuglingsperiode.

Von vornherein war beabsichtigt, das Augenmerk auf wesentliche und unverzichtbare Untersuchungen im Sinne eines optimalen diagnostischen Erkenntnisgewinns zu legen, um damit den praktischen Forderungen gerecht zu werden.

Wie auch in der Frühgeborenenperiode besteht bei den Untersuchungsverfahren ein enger innerer Zusammenhang zwischen der neurologischen Symptomatik, dem erreichten Reifegrad des zentralen Nervensystems und dem aktuellen Verhaltenszustand des Neugeborenen.

Bei beeinträchtigten Neugeborenen mit erforderlicher Beatmung und eingeschränkter Spontanbeweglichkeit wegen Monitoring-Systemen ist der Untersuchungsablauf nur eingeschränkt durchführbar.

Aufgrund des Entwicklungsstandes des Gehirns lassen abnormale Reaktionen in den meisten Fällen keine topische Zuordnung zu, sondern verweisen auf eine gestörte oder verzögerte Reifung.

Da die beabsichtigten Untersuchungen untereinander vergleichbar sein müssen und vom Neugeborenen keine Mitarbeit zu erwarten ist, sollte auf Einhaltung gleicher Umgebungsbedingungen geachtet werden.

Das Neugeborene soll in einer Umgebungstemperatur von ca. 30°C unbekleidet (eine Windel zwischen den Beinen und locker über den Unterbauch gelegt erspart aufwendiges Reinigen der Unterlage) bei hellem diffusen Licht auf seiner möglichst körperwarm beheizten Unterlage liegen.

Eine gewisse Routine des Untersuchers bei der Untersuchung des Kindes mit sparsamen Handgriffen, die das gewünschte Vigilanzniveau des Neugeborenen erhalten, verkürzt das Verfahren und gewährt eine zusätzliche Sicherheit bei der Beurteilung der ausgelösten Reaktionen.

Die Untersuchungen sollten mit den Tests beginnen, die das Neugeborene am wenigsten belasten; voran steht ohnehin die Beobachtung der Spontanhaltung und spontaner Bewegungen. Ändert sich während der Untersuchung der Verhaltenszustand bei ansonsten gleichbleibenden Bedingungen, so ist dies eine zusätzliche Aussage hinsichtlich des Reaktivitätsvermögens des Neugeborenen.

## 2.2 Reifes Neugeborenes (Gestationsalter 40 Wochen ± 2)

Das reife ungestörte Neugeborene befindet sich in einer Tonusphase, die als leicht hyperton zu bewerten ist. Aufgrund des Überwiegens der Flexoren gegenüber den Extensoren sind alle vier Extremitäten in einer Beugehaltung, der Kniegelenkwinkel liegt etwa bei 90°. Diese Tonussituation bedingt, daß sich das Neugeborene zumeist in einer Seitlage befindet.

Diese Haltung ist verändert, wenn das Neugeborene aus Beckenendlage geboren wurde; dann überwiegt eine Streckung über den unteren Extremitäten. Zumeist wird das Neugeborene im Schlafzustand angetroffen, ca. 16–18 h beträgt die mittlere Schlafdauer, wovon ca. 50–60% im REM-Schlaf zugebracht werden.

Im Schlafzustand läßt das Neugeborene eine regelmäßige Atmung erkennen, es laufen grimassierende Muster über dem Gesicht ab, die Finger werden sehr wechselnd bewegt, daneben sind kurze tonische Bewegungsmuster über Rumpf und Extremitäten auffällig. Im Wachzustand nimmt der Flexortonus zu und in Abhängigkeit vom Nahrungsbedarf wird der Zustand 4 sehr bald in den Zustand 5 übergehen.

Die Bewegungen im Wachzustand erfolgen rasch wechselnd – teils tonisch untersetzt, teils ausgiebig und intensiv – und prompt auf alle Reize reagierend (im Beinbereich langsam alternierend strampelnd, im Armbereich wischend), wobei die Nahrungsaufnahme das tonische Grundmuster am deutlichsten erkennen läßt. (Abb. 2).

**Abbildung 2:**
Das reife Neugeborene ist wegen seiner Tonuslage nur kurzzeitig in Mittellage anzutreffen, entsprechend seiner Schwerkraft wird es sich zumeist in Seitlage befinden.

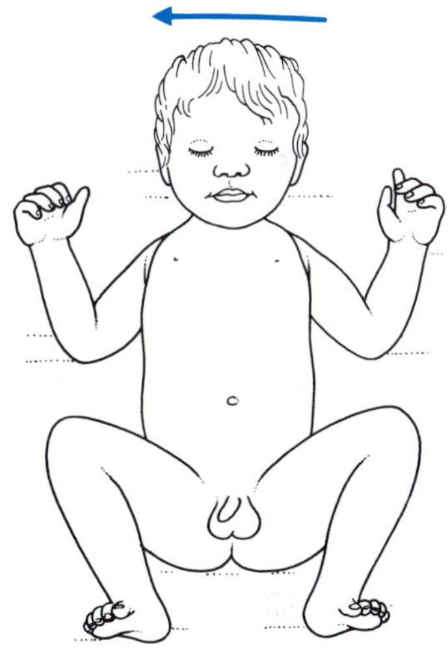

## Rooting-Reflex

**U2**

**Synonyma:** Oraler Such-Reflex, Brustsuch-Reflex, oraler Einstellautomatismus

**Auslösung:** Beim Neugeborenen erfolgt durch den Zeigefinger des Untersuchers eine zarte Berührung über dem Hautareal des äußeren Mundwinkels. (Abb. 3).

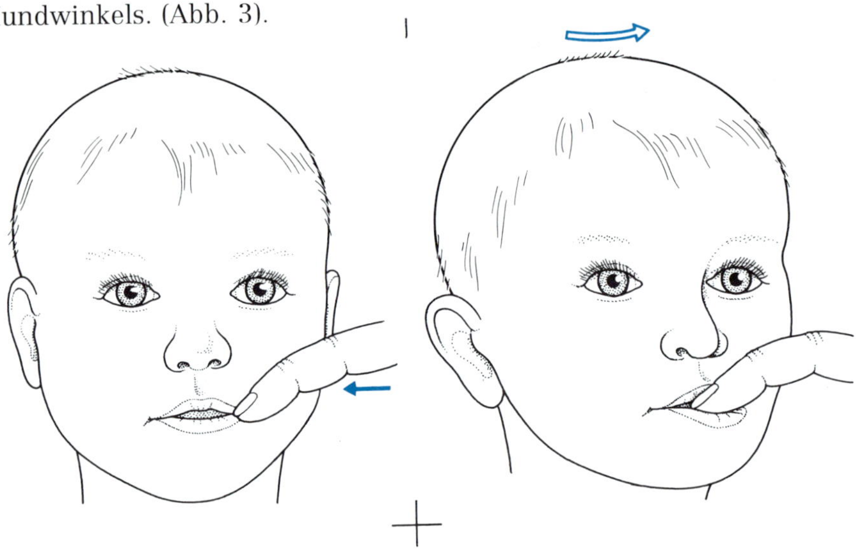

**Abbildung 3:**
Der seitlich im Lippenwinkel aufgesetzte Kleinfinger des Untersuchers wird mit den Lippen umschlossen und der Mund auf die Reizquelle zentriert.

**Reaktion:** Das Neugeborene verzieht seinen Mundwinkel in die Reizrichtung und wendet nachfolgend auch den Kopf in diese Richtung, der dadurch mit den Lippen berührte Reizgegenstand wird mit den Lippen erfaßt, der Mund geöffnet und es setzen Saugbewegungen ein.

**Waltezeit:** Bis ca. 2. LM.

**Bemerkungen:** Die Intensität des Reflexablaufs ist vom Sättigungsgrad abhängig, bei Hunger ist er verstärkt auslösbar.
Mit dem Reflexablauf lassen sich auch Seitendifferenzen bei Fazialis- und Trigeminusschädigungen aufdecken.

## Saug-Reflex

**U2**

**Auslösung:** Der Untersucher führt den mit einem Fingerling überzogenen kleinen Finger in den Mund des Neugeborenen ein.

**Reaktion:** Am Finger sind die Saugbewegungen als rhythmische Zungenbewegungen zu spüren.

Die Afferenz des auslösenden Reizes läuft über den sensiblen Anteil des N. trigeminus und die Efferenz über den motorischen Anteil des N. trigeminus, N. facialis, N. vagus, N. hypoglossus, N. accessorius und die 1. Zervikalnerven.

Die Intensität der Saugbewegungen ist abhängig vom Sättigungszustand und Wachheitsgrad. (Kurze Perioden von Saugbewegungen können auch am schlafenden Neugeborenen als Musterschablone wahrgenommen werden – sog. non-nutritive sucking.)

**Waltezeit:** Bis zum 3. LM.

**Bemerkungen:** Da der Saug-Reflex lebenserhaltend für das Neugeborene ist, läßt sich eine Beeinträchtigung erst bei sehr schwerwiegenden Störungen im Rahmen einer Hirnstammschädigung finden. Ein schwacher oder fehlender Saug-Reflex ist darüber hinaus eng mit herabgesetzter oder fehlender Vigilanz verbunden, was auch Ausdruck einer medikamentösen Wirkung sein kann (z.B. Barbiturate).

Der Saug-Reflex stellt sich in den ersten 2 Tagen oftmals noch sehr inkonstant in Dauer und Intensität dar.

## Puppenkopf-Phänomen

**Synonyma:** Doll's eye test, okulozephaler Reflex, Puppenaugen-Phänomen

**Auslösung:** Vom Untersucher wird der Kopf des Neugeborenen passiv langsam nach jeder Seite sowie nach oben und nach unten gedreht. (Abb. 4).

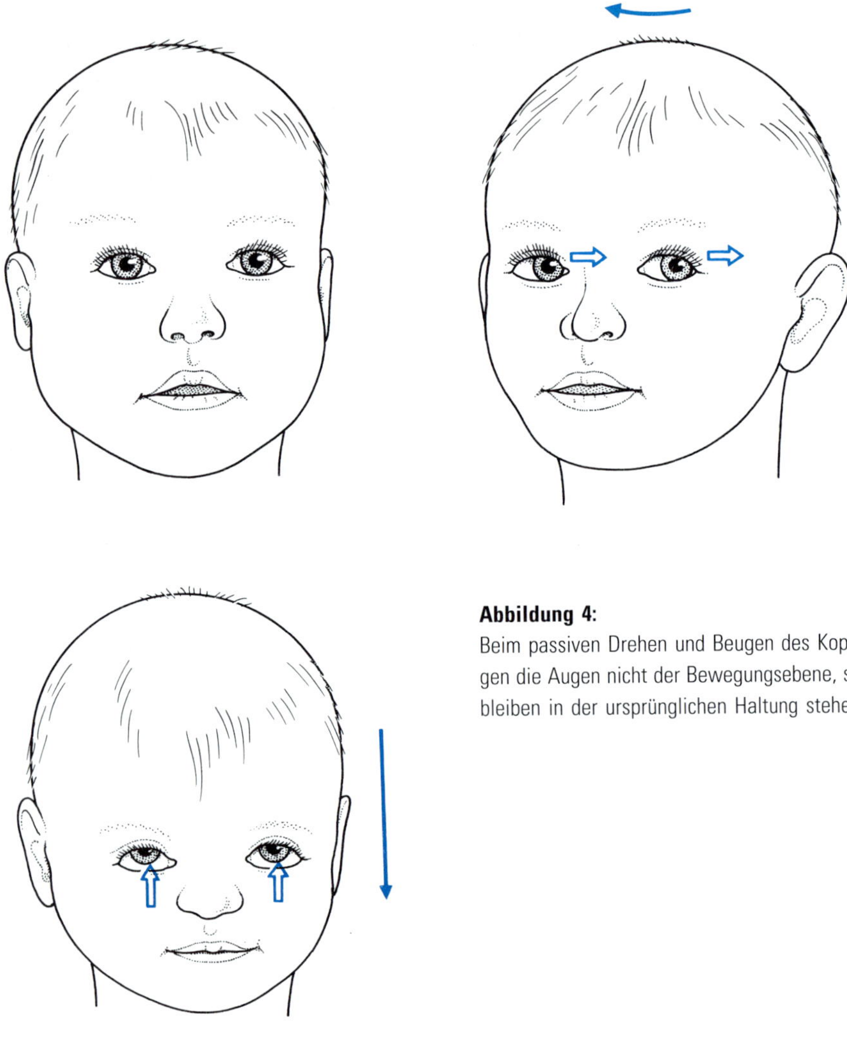

**Abbildung 4:**
Beim passiven Drehen und Beugen des Kopfes folgen die Augen nicht der Bewegungsebene, sondern bleiben in der ursprünglichen Haltung stehen.

**Reaktion:** Die Bulbi folgen nicht der Bewegungsrichtung, sie wandern quasi in die der Bewegung entgegengesetzte Richtung. Beim Bewegen des Kopfes nach unten kann sich bei einigen Kindern durch Lidretraktion die Lidspalte vergrößern.

**Waltezeit:** Bis zur 6. Lebenswoche auslösbar, in der Frühgeborenenzeit etwa ab einem Gestationsalter von 25 Wochen positiv.

**Bemerkungen:** Es handelt sich um einen Labyrinthreflex, der während der gesamten Neugeborenenperiode stabil nachweisbar ist. Ein Persistieren über die Waltezeit hinaus ist Ausdruck einer Reifungsstörung zerebraler Strukturen. Das Puppenkopf-Phänomen fehlt bei einer Abduzensparese und bei Blickparesen.

Es ist beim älteren Kind im bewußtlosen Zustand von differentialdiagnostischer Bedeutung.

## Flucht-Reflex

**Synonyma:** Abwehr-Reflex, Verkürzungs-Reflex, Synergie-Reflex

**Auslösung:** Der Untersucher drückt mit der Tupferstielspitze oder dem Ende des Reflexhammerstiels in die Mitte der Fußsohle des Kindes.

**Reaktion:** Es kommt zu einem Wegziehen des gereizten Fußes durch Dorsalflexion im Sprung- sowie Beugung im Knie- und Hüftgelenk. Kontralateral ist eine Streckung in wechselnder Ausprägung zu beobachten.

**Bemerkungen:** Dieser Reflex wird auf spinalem Niveau geschaltet und läßt sich sicher ab der 28. Woche nachweisen.

Bei fehlender Reaktion nach Stimulation liegt eine Störung des Reflexbogens vor (z. B. Spina bifida); nach Geburt aus Beckenendlage wird über Stunden bzw. über wenige Tage auf obige Reizung eine paradoxe Streckung gesehen.

Bei einer Pyramidenbahnläsion ist dieser Reflex sehr abrupt und ausgeprägt auslösbar, das Reaktionsmuster kann schon auf Berührung des Fußrückens oder des Unterschenkels einschießen. Wird nach der Beugung das Bein wieder gestreckt – im Sinne eines zweiphasigen Ablaufs –, so spricht dies für eine inkomplette Querschnittssymptomatik.

Bei der kompletten Querschnittsparese kommt es zur Auslösung einer tonischen Beugung im Knie- und Hüftgelenk ohne nachfolgende Streckung.

## Recoil

**U2**

**Auslösung:** Vom Untersucher werden die gebeugt gehaltenen Arme beidseitig gestreckt und plötzlich losgelassen. (Abb. 5).

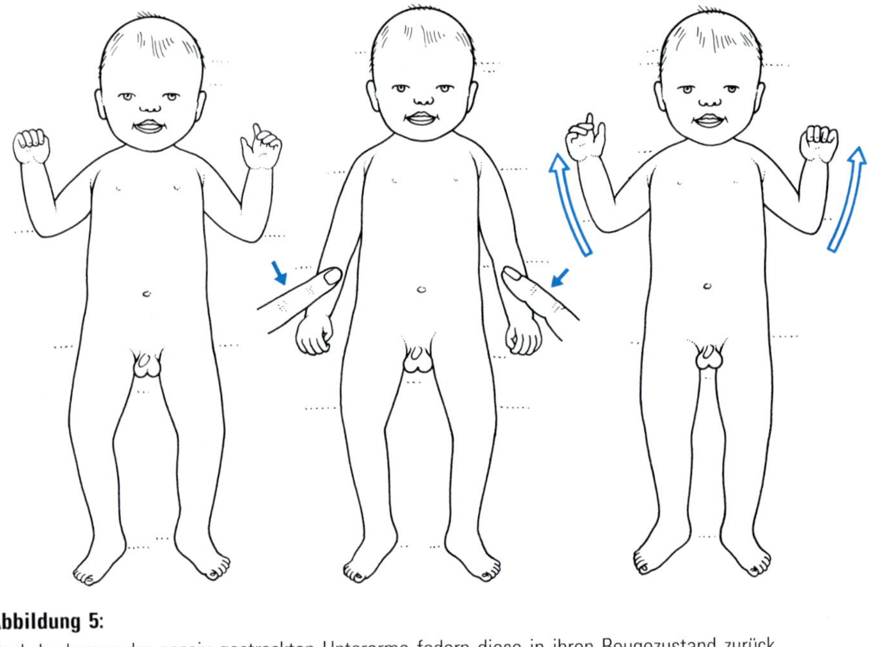

**Abbildung 5:**
Nach Loslassen der passiv gestreckten Unterarme federn diese in ihren Beugezustand zurück.

**Reaktion:** Es kommt zu einem ruckartigen Zurückfedern der Unterarme in die ursprünglich eingenommene Armbeugehaltung mit klonischen Nachschwankungen.

**Waltezeit:** Neugeborenenperiode, danach rasch abnehmend.

**Bemerkungen:** Eine Asymmetrie bei der Reaktion spricht für ein Hemisyndrom oder tritt im Rahmen einer Plexusparese auf; bei apathischen Kindern fehlt das Recoil.

## Babkin-Reflex

**Auslösung:** Vom Untersucher wird auf die Handinnenflächen des Neugeborenen mit dem Daumen ein gleichmäßiger Druck ausgeübt. (Abb. 6).

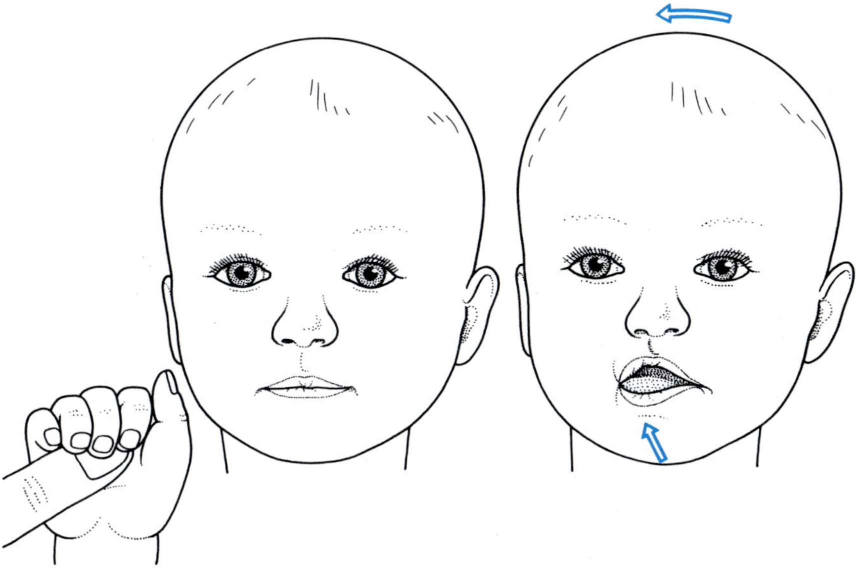

**Abbildung 6:**
Bei Druck auf die Palmarseite der kindlichen Hand öffnet sich der zuvor geschlossene Mund.

**Reaktion:** Das Neugeborene reagiert mit einem tonischen Öffnen des Mundes und zusätzlich mit einer Drehung des Kopfes zur Reizseite oder mit Überstreckung des Kopfes bei beidseitiger Handreizung.

**Waltezeit:** Bis 4 Wochen nach Geburt.

## Moro-Reaktion

**U2**

**Synonyma:** Moro-Reflex, Umklammerungs-Reflex, Head-drop-Phänomen

**Auslösung:** Aus einer großen Zahl von Auslösemodalitäten, die zumeist darauf beruhen, daß eine plötzliche Lageänderung des Kopfes gegenüber dem Rumpf erfolgt, erscheint im Neugeborenenalter folgendes Vorgehen günstig: Der Untersucher schlägt mit beiden Händen in Höhe des Kopfes neben dem Neugeborenen auf die Unterlage. (Abb. 7).

**Reaktion:**

Phase I – Ausstreckung der im Schulter- und Ellbogengelenk gestreckten Arme mit nach oben geöffneter Hand, abgespreizten Fingern und mehr oder weniger ausgeprägter Streckhaltung der Beine.

Phase II – Adduktion der Arme, Beugung im Ellbogengelenk und Faustschluß in Form einer Umklammerungsbewegung über dem Körper; dabei ist auch eine Beugetendenz seitens der Beine zu erkennen.

Phase I und II können teilweise oder komplett in Form von Kloni auftreten.

**Waltezeit:** Bis 3. LM deutlich, in abgeschwächter Form etwa bis 6. LM auslösbar.

**Bemerkungen:** Eine verstärkt auslösbare Moro-Reaktion findet sich bei erniedrigter Reflexschwelle wie sie im Rahmen einer Stoffwechselstörung (z. B. Hypoglykämie, Hypokalzämie) oder im Sinne eines Hyperexzitabilitäts-Syndroms (Prechtl) mit Hyperreflexie und Muskelzittern zu beobachten ist.

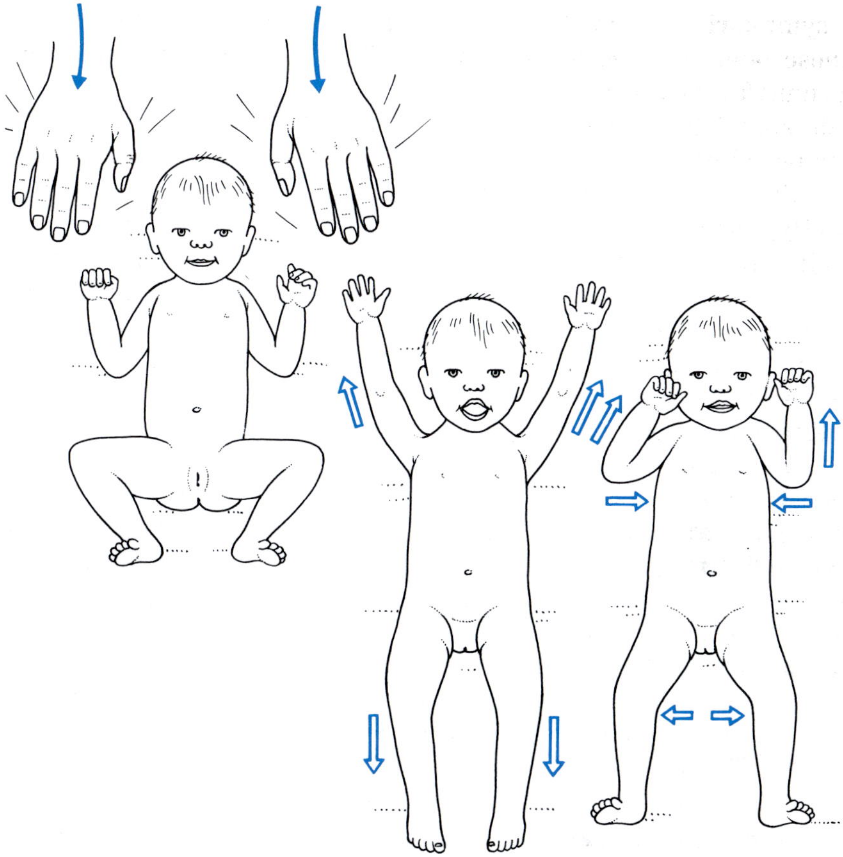

**Abbildung 7:**
Das komplexe Reagieren auf sehr verschiedene Auslösemuster muß vom Untersucher analysiert und im Konsens mit Konzeptionsalter, Reizschwelle und Reizintensität gewertet werden.

Asymmetrie bei der Auslösung läßt an ein Hemisyndrom zentraler Genese oder peripherer Natur (wie z. B. bei einer Plexusschädigung, Klavikulafraktur) denken.

Ein komplettes Fehlen ist bei einem zentralen (hypoxischer Schaden) oder peripheren (Störung im spinalen Reflexbogen, Störungen bei der synaptischen Übertragung einschließlich Muskelstrukturveränderungen) Hypotonus-Syndrom zu finden. Nach einem schwerwiegenden perinatalen Hirnschaden kann die Moro-Reaktion für einige Tage nicht auslösbar sein. Bei der Auslöseart können auch laute Geräusche das Moro-Muster hervorbringen.

Der Reflex verschwindet in der Reihenfolge des Auftretens, zuerst bildet sich die Phase I aus, dann die Phase II. Beim Abklingen verschwindet dementsprechend zunächst die Phase II.

Die Moro-Reaktion gestattet eine Beobachtung von koordinierten Extensions- und Flexionsbewegungen. Diese sind abhängig vom Gestationsalter des Kindes: Bei GA < 35 Wochen überwiegt eine brüske Extension und Abduktion der Extremitäten (die später zu beobachtende Flexion ist nur angedeutet nachweisbar bzw. stark verzögert) und nach der 35. Woche steht eine ausgeprägte Flexionshaltung im Vordergrund, die Extension und Abduktion nehmen ab.

## Magnet-Reflex

**Synonym:** Magnet-Reaktion

**Auslösung:** Seitens des Untersuchers wird ein leichter Druck auf die Fußsohle des auf dem Rücken in Mittellage liegenden Neugeborenen mit gebeugtem Bein ausgeübt, der Druck wird etwas federnd ausgeübt und anschließend der Finger langsam unter Wahrung des Hautkontaktes zurückgezogen. (Abb. 8).

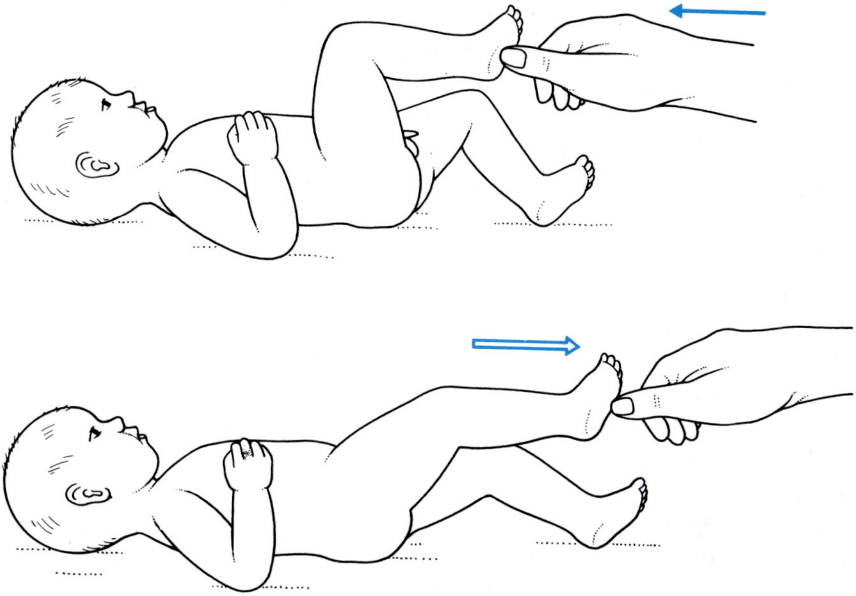

**Abbildung 8:**
Die Daumen des Untersuchers als Auslöser des Magnet-Reflexes wirkt auf den Fuß wie ein „Magnet“, dem der Fuß beim Wegbewegen folgt.

**Reaktion:** Der Fuß folgt – quasi wie an einem Magnet hängend – dem sich entfernenden Daumen.

**Waltezeit:** Bis etwa zum 2. LM anhaltend.

**Bemerkungen:** Dieses Muster ist nicht auslösbar bei Querschnittssyndromen bzw. fehlt auf der Seite der spinalen Störung.

## Aufsetz-Reaktion

**U2**

**Synonyma:** Placing reaction, Steig-Reaktion, Fußstell-Reflex

**Auslösung:** Das unter den Achselhöhlen umfaßte NG wird senkrecht gehalten und mit den Fußrücken leicht über eine Kante des Tisches streichend hochgehoben. (Abb. 9).

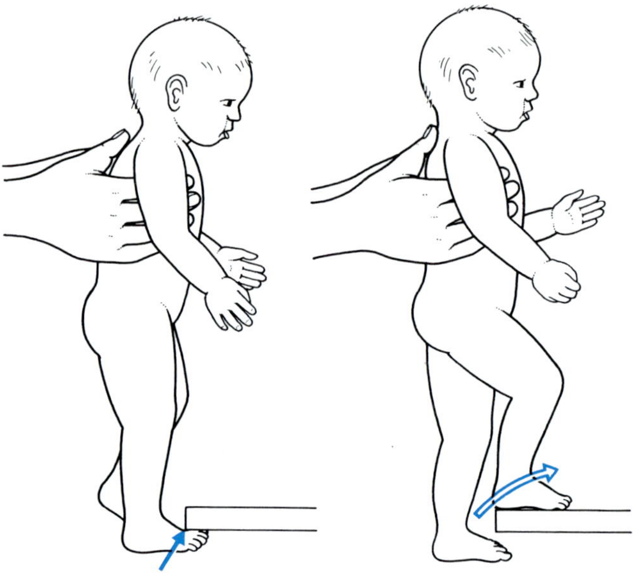

**Abbildung 9:** In aufrechter Position wird durch eine Berührung des Fußrückens über die spinale Ebene in diesem Bein zunächst eine Beugung und danach eine Streckung ausgelöst.

**Reaktion:** Der Fuß, der mit dem Fußrücken die Tischkante zuerst berührt, wird gebeugt und auf der Tischfläche aufgesetzt. Das Körpergewicht wird kurzzeitig vom gestreckt aufgesetzten Bein übernommen.

**Waltezeit:** Bis zum 2. LM.

**Bemerkungen:** Es finden sich Asymmetrien oder fehlende Reaktionen bei Paresen im Bein- und Hüftbereich, bei Hemisyndromen und bei spinaler Schädigung.

## Stütz-Reaktion

**Synonyma:** Stütz-Reflex, Unterstützungs-Reaktion

**Auslösung:** Das unter den Armen vom Untersucher aufrecht gehaltene Kind wird senkrecht auf die Unterlage gestellt. (Abb. 10).

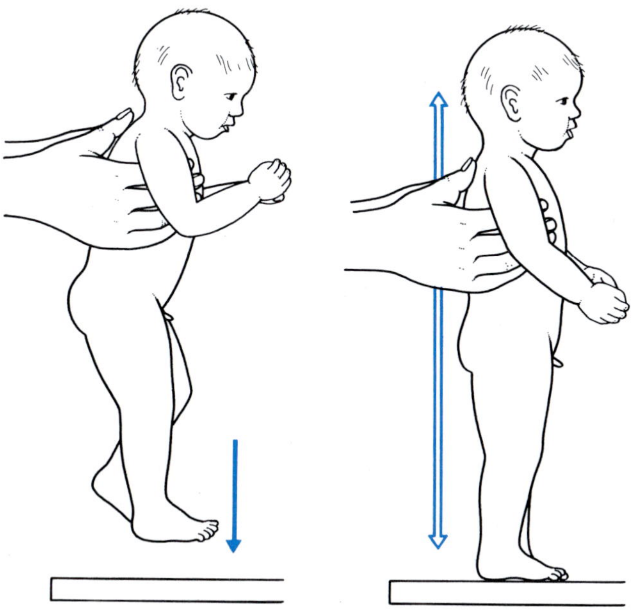

**Abbildung 10:** Das Aufsetzen des Kindes auf beiden Beinen führt in aufrechter Position zu einer kurzen tonischen Streckung des gesamten Körpers. Nach dem 3. LM ist diese Reaktion wegen der „physiologischen Astasie" nicht mehr nachweisbar.

**Reaktion:** Nach Aufsetzen der Fußsohlen kommt es zu einer Streck-Reaktion in beiden Beinen und aufsteigend über dem Rumpf kurzzeitig zu einer Streckhaltung des Kindes.

**Waltezeit:** Bis etwa zum 3. LM auslösbar.

**Bemerkungen:** Bei einer zentralen Tonusstörung im Sinne einer Spastik findet sich nach Auslösung der Stütz-Reaktion ein verstärkter Strecktonus über dem gesamten Körper (sog. überschießende Stütz-Reaktion). Es handelt sich bei diesem Muster um einen lokalen Haltungsreflex.

## Schreit-Reaktion

**Synonyma:** Schreit-Reflex, Reflexschreiten

**Auslösung:** Der Untersucher umfaßt das Neugeborene mit beiden Händen unter den Achseln und hält es in der Mitte aufrecht. Dann wird es mit den Fußsohlen auf die Tischunterlage aufgesetzt und das Körpergewicht des Neugeborenen auf die Fußsohlen übertragen, sein Körper wird gering in die Schreitrichtung geneigt gehalten. (Abb. 11).

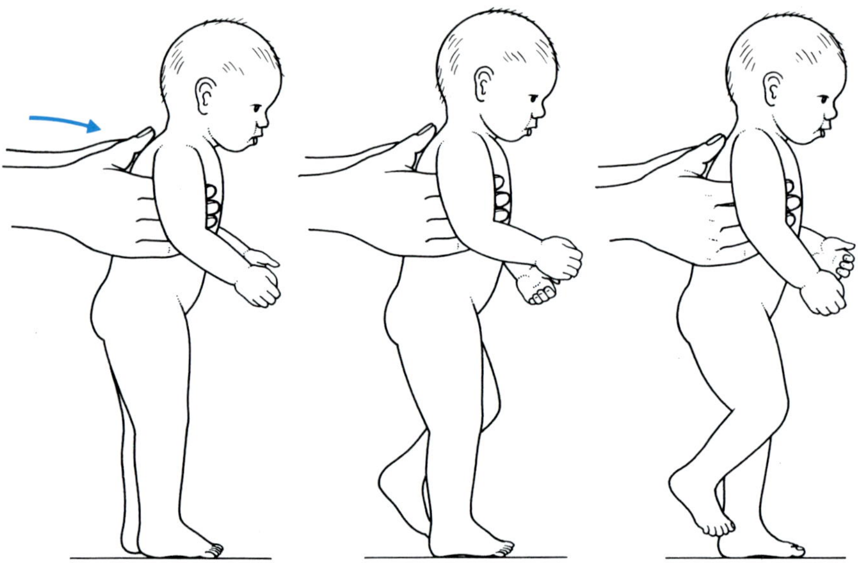

**Abbildung 11:**
Das „automatische Gehen" läßt sich durch Vorwärtsneigen des Oberkörpers der Kinder verstärken und über die gesamte Tischstrecke ausdehnen.

**Reaktion:** Es werden sich überkreuzende Schreitbewegungen ausgelöst, die gelegentlich auch bei völlig ungestörten Neugeborenen fehlen können. Das eine Bein wird aufgrund einer Extensorenaktivierung gestreckt aufgesetzt und auf der anderen Seite eine Beugebewegung ausgelöst, die wieder von einer Streckbewegung und gleichzeitiger Beugebewegung auf der Gegenseite abgelöst wird. Die Moderation erfolgt auf spinaler Ebene.

**Waltezeit:** Bis etwa 2. LM.

**Bemerkungen:** Die Schreit-Reaktion fehlt in den ersten Tagen nach einer Geburt aus BEL, sie ist nur schwach auslösbar oder fehlt vollständig bei mangelnder Vigilanz (sog. Apathie-Syndrom des Neugeborenen) und bei hypotonen Kindern.

## Glabella-Reflex

**Synonyma:** Blink-Reflex, Orbicularis oculi-Reflex

**Auslösung:** Der Untersucher führt mit dem Reflexhammer einen leichten Schlag auf die Stirnhaargrenze des Neugeborenen. (Abb. 12).

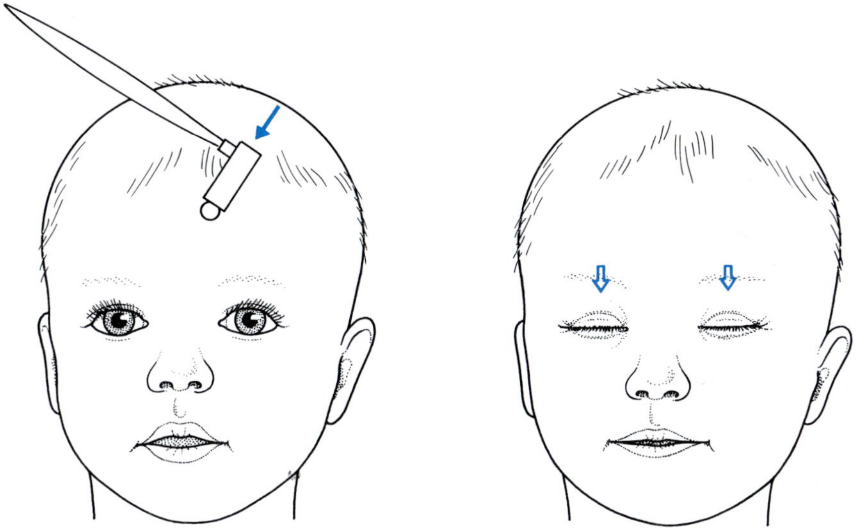

**Abbildung 12:**
Der Glabella-Reflex hat seine wesentliche Bedeutung in der Aufdeckung von Fazialisparesen in der Neugeborenen und frühen Säuglingsperiode.

**Reaktion:** Es kommt zu einem kurzen kräftigen Lidschluß beiderseits infolge Kontraktion des M. orbicularis oculi.

**Waltezeit:** Bis etwa zum 2. LM auslösbar.

**Bemerkungen:** Gesteigert auslösbar nach der Waltezeit bei extrapyramidalen Affektionen, bei der zentralen Fazialisparese (supranukleäre Läsion) dagegen findet er sich abgeschwächt entweder als Frühzeichen vor dem kompletten Hervortreten der peripheren Fazialisparese oder als Restsymptom nach weitgehend abgeklungener Fazialisparese. Bereits ab 32. Woche auslösbar.

# 3 Neurologische Untersuchung in der Säuglingsperiode

## Neurologische Untersuchung des Säuglings

Wir befinden uns in der Säuglingszeit, die sich zeitlich an das Ende der Neugeborenenperiode anschließt und bis zum 12. LM reicht, wiederum in einer Phase intensiver Reifung zentralnervöser Strukturen. Gesetzte Reize lösen Reaktionen aus, die in Beziehung zum Lebensalter stehen. Somit ist der Zeitfaktor bei der Bewertung von entscheidender Bedeutung für eine zu fordernde Einschätzung hinsichtlich der Kriterien „unauffällig", „auffällig" oder „pathologisch".

Wir kennen aufgrund bildgebender Verfahren die Zeiträume, in denen sich die anatomischen Strukturen ausbilden; wir können dies bei den von uns untersuchten Kindern entsprechend überprüfen, und wir werden uns trotzdem eingestehen müssen, daß noch sehr viele ungeklärte Fragen bleiben, weil sich nur begrenzt anatomische Strukturen – zumal sich entwickelnde – mit funktioneller Reife korrelieren lassen.

So wird die neurologische Untersuchung wie in jedem anderen Lebensalter zunächst systematisch den Hirnnervenbereich absuchen und anschließend das Reiz-Antwort-Muster auf dem Niveau spinaler, teilweise eingeschlossen auch subkortikaler Strukturen zu überprüfen haben. Die Anforderungen an eine entwicklungsneurologische Untersuchung sind damit nicht erschöpft, vielmehr werden auch Aussagen zur Pathogenese komplex gestörter Funktionssysteme gefordert.

Es gibt eine Vielzahl von Entwicklungstests und es liegen zahlreiche Tabellen vor über die sog. Meilensteine, die der Säugling in einer bestimmten Zeit (mit statistischen Schwankungen) erreicht haben sollte, um als „unauffällig" eingestuft werden zu können. Bei pathologischer Entwicklung können diese Tests jedoch nur das Defizit anzeigen und sehr wenig zur Pathogenese aussagen.

Die nachfolgend aufgeführten Reaktionen sind teilweise Abbilder einer sich entwickelnden Kompetenz komplexer zentralnervöser Strukturen mit ihren Funktionen bezogen auf bestimmte erfahrungsgemäße Zeitintervalle. Anders ausgedrückt: Es sind Aussagen zu funktionellen Abläufen, die in einer bestimmten Entwicklungsphase des Säuglings erwartet werden dürfen. In dieser Zeit werden sie in einer Ausgestaltung hervortreten, die bei umfangreichen Untersuchungen standardisiert wurden und bei ihrem Nachweis oder Fehlen jeweils für eine normale oder gestörte Entwicklungsstufe der Reaktivität des ZNS sprechen. Die aufgeführten Muster enthalten quantitative Kriterien und berücksichtigen kaum die qualitative Seite der entsprechenden Entwicklungsstufe.

Die auferlegte Beschränkung bei der Auswahl der Reaktionsmuster wurde im Interesse einer raschen und vergleichbaren Prüfung unter praktischen Gesichtspunkten getroffen.

Auch in dieser Entwicklungsperiode gilt – wie zuvor beschrieben – , daß der Untersucher vor der aktiven Auslösung von Reaktionen beim Säugling sich Zeit zur Orientierung über eventuell auffällige Verhaltensweisen nehmen muß. Damit werden Voraussetzungen geschaffen, die dem Untersucher den Zugang zum Kind erleichtern und bei entsprechend einfühlend gestaltetem Reagieren die oftmals vorhandene Abwehr teilweise begrenzen können.

## Symmetrischer tonischer Nacken-Reflex

**Auslösung:** Der Säugling liegt mit dem Kopf in Rückenlage auf seiner Unterlage. Vom Untersucher wird mit einer Hand unter den Kopf gefaßt und dieser leicht nach vorn gebeugt, mit der anderen Hand wird der Rumpf auf der Unterlage fixiert. (Abb. 13).

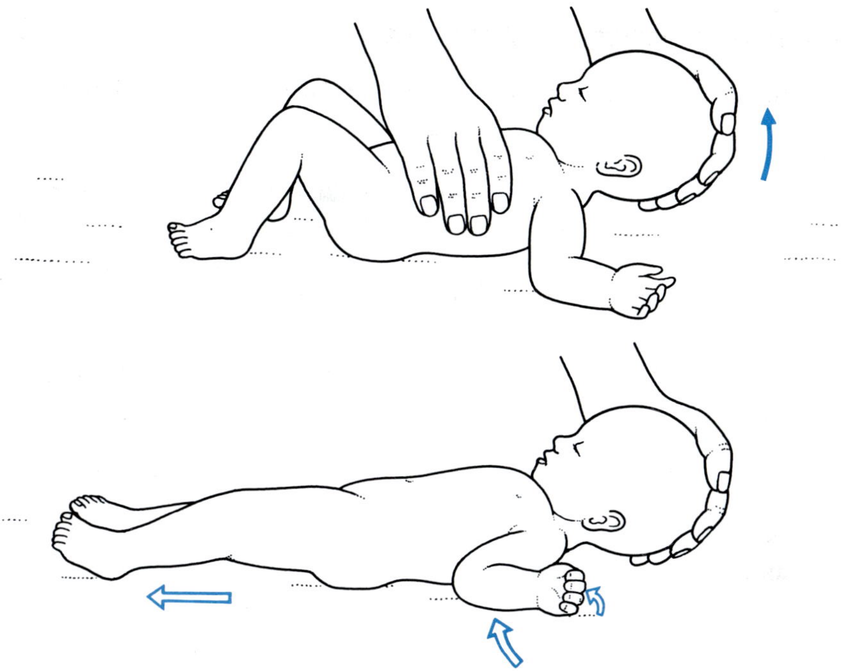

**Abbildung 13:**
Die Reaktion auf die Ventralbeugung des Kopfes ist im allgemeinen in der Neugeborenen-Periode und auch in der Säuglingszeit schwach, eine sehr exzessive Reaktion verweist auf eine neurologische Störung.

**Reaktion:** Die Beugung des Kopfes nach vorn führt zu einer Beugung der Arme im Ellenbogen und zu einer Streckung der Beine.

**Waltezeit:** Von der Neugeborenenperiode bis etwa zum 5. LM auslösbar.

**Bemerkungen:** Es handelt sich um ein tonisches Haltemuster, das nach Ablauf seiner Waltezeit der freien Bewegungskoordination zur Entfaltung verhilft. Durch ein Persistieren wird die Aufrichtung verhindert (Vierfüßlerstand, Sitzposition).

## Asymmetrischer tonischer Nacken-Reflex

**Synonyma:** Magnus-Reflex, tonischer Nacken-Reflex, tonischer Dreh-Reflex, asymmetrischer tonischer Hals-Reflex

**Auslösung:** Das in Rückenlage liegende Kind wird mit einer Hand des Untersuchers durch Auflegen auf dem Thorax – (zur Hemmung des Halsstell-Reflexes) – auf der Unterlage fixiert und mit der anderen Hand der Kopf langsam auf beide Seiten gedreht. (Abb. 14).

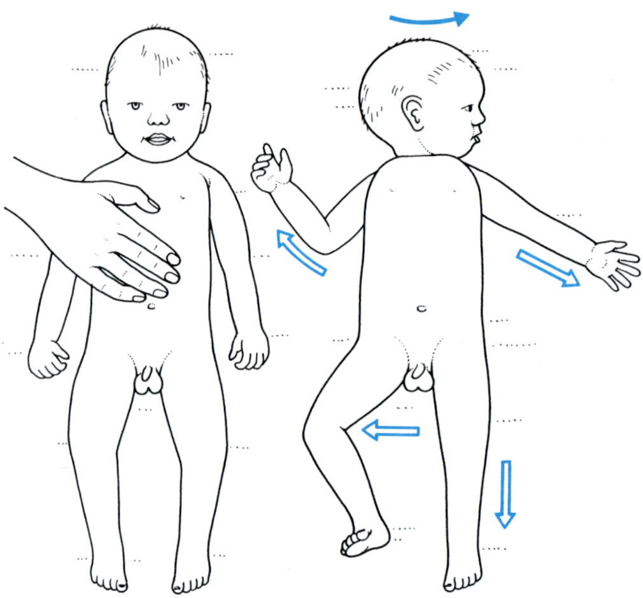

**Abbildung 14:** Mit dem asymmetrischen tonischen Nacken-Reflex lassen sich – bei exakter beidseitiger Ausführung – hemisphärielle Funktionsdifferenzen aufspüren, die sich in einer seitendifferenten Ausprägung von Streckung und Beugung äußern können.

**Reaktion:** Die Drehung des Kopfes in die Seitenlage führt auf der Gesichtsseite zur Streckung des Armes und Strecktendenz des Beines sowie auf der Hinterhauptsseite zu einer insgesamt schwächer ausgeprägten, jedoch beinbetonten Beugung (sog. Fechter-Stellung).

**Waltezeit:** Bis etwa 6. LM nachweisbar.

**Bemerkungen:** Verstärkt und über die Waltezeit hinaus nachweisbar bei Kindern mit einer spastischen Bewegungsstörung. Beim Persistieren ist das aktive Drehen von der Rückenlage in die Bauchlage unmöglich und eine Entwicklung der Hand-Augen-Koordination ausgeschlossen.

## Landau-Reflex

**U5**

**Auslösung:** Der Säugling wird vom Untersucher mit beiden Händen im Thoraxbereich umfaßt und aus der Bauchlage hochgehoben (Phase I). In Phase II wird vom Untersucher der gestreckte Kopf des Säuglings passiv nach unten gebeugt. (Abb. 15).

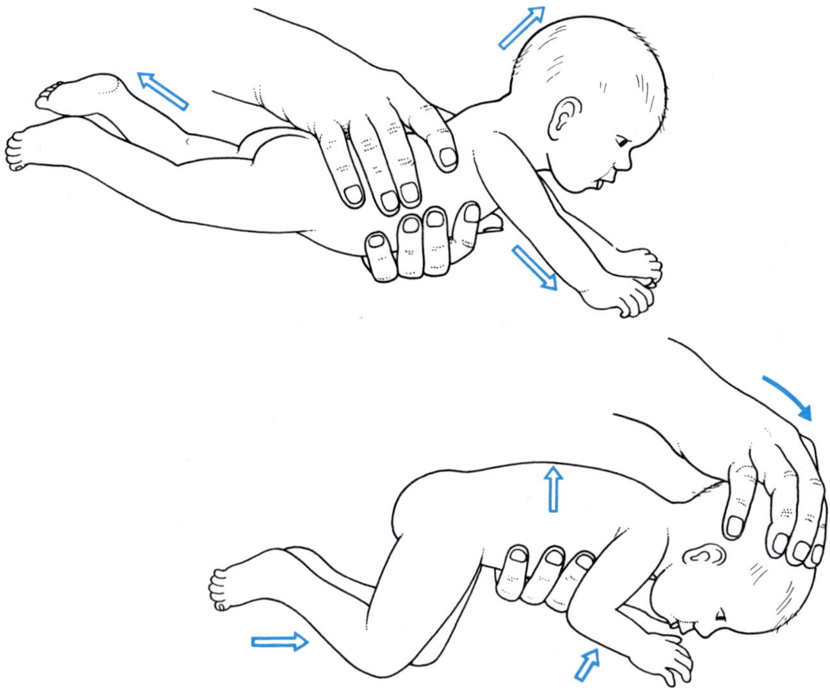

**Abbildung 15:**
Der in der Bauchschwebeposition gehaltene Säugling wird in zwei Phasen untersucht; einmal wird das spontane Reagieren geprüft, dann wird durch passives Beugen des Kopfes ein Beugemuster der Extremitäten provoziert.

**Reaktion:** In Phase I werden zunächst der Rumpf des Kindes mit Heben des Kopfes überstreckt und nachfolgend die Beine gestreckt (kraniokaudale Ausbreitung wird hierbei sichtbar). In Phase II kommt es durch die Beugung des Kopfes auch zu einer Beugung des Rumpfes, der Arme und der Beine.

**Waltezeit:** Vom 4.–18. LM nachweisbar.

**Bemerkungen:** Bei diesem Labyrinthreflex ist sehr deutlich zu erkennen, wie die Rückenmuskelspannung reflexartig von der Kopfhaltung abhängt, der auch bei hypotonen Kindern schwach auslösbar ist. Im Laufe der Entwicklung wird dieser Labyrinth-Reflex durch komplexere statische Muster abgelöst. Bei einer perinatalen Schädigung fehlt er zu Beginn der Waltezeit und läßt sich später verlängert über die Waltezeit hinaus nachweisen.

## Sprungbereitschaft **U5**

**Synonyma:** Fallschirm-Reaktion, Stehbereitschaft der Arme, Paracute reaction

**Auslösung:** Der Säugling wird vom Untersucher in Bauchlage um die Taille erfaßt und von der Unterlage abgehoben, danach bewegt er den Säugling rasch auf die Unterlage zu. (Abb. 16).

**Reaktion:** Der Säugling streckt im positiven Fall die Arme leicht abduziert nach unten und „fängt“ den Sturz ab, dabei werden die Hände geöffnet und auf der Unterlage aufgesetzt.

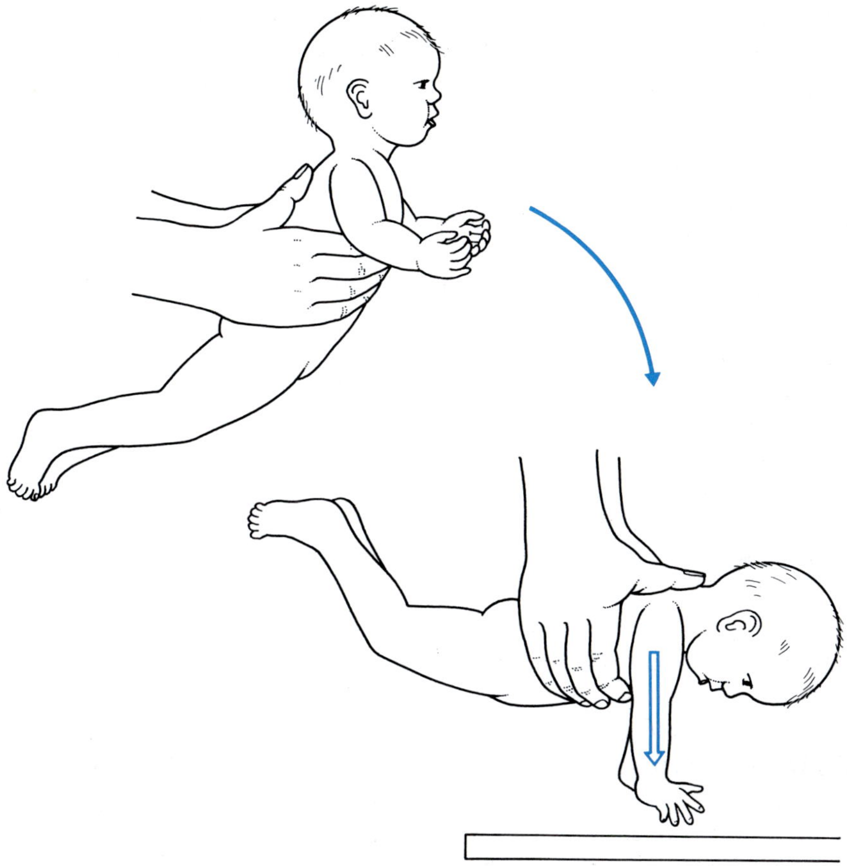

**Abbildung 16:**
Die Auslösung der Sprungbereitschaft erfolgt durch rasche Bewegung des Säuglings auf die Unterlage zu durch Reizung des Labyrinthes und nicht über die Augen.

**Waltezeit:** Diese Reaktion entwickelt sich etwa ab 5. LM und bleibt lebenslang bestehen.

**Bemerkungen:** Bei der vestibulär gesteuerten Reaktion ist auf die gleichseitige Haltung der Arme und das Aufsetzen der gespreizten Hand zu achten, Asymmetrien zeigen sich in fehlender Streckung und Fausthaltung. Sie finden sich bei peripheren und zentralen Paresen.

## Gekreuzter Streck-Reflex

**Auslösung:** Das Kind liegt in Rückenlage auf seiner Unterlage. Vom Untersucher wird mit seiner linken Hand ein Bein durch Druck gegen die obere Schienbeingegend auf der Unterlage fixiert und mit seiner rechten Hand führt er mit der Spitze seines Reflexhammers einen Druck gegen die Mitte der Fußsohle aus. (Abb. 17).

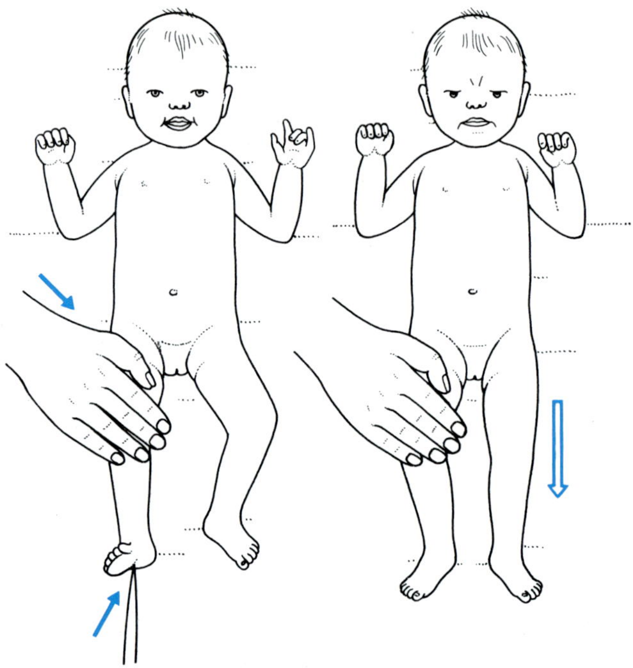

**Abbildung 17:** Das Fixieren des Beines, an dessen Fußsohle der gleiche Reiz wie beim Flucht-Reflex (siehe dort) gesetzt wird, verhindert den Reaktionsablauf des Flucht-Reflexes. Für die Beurteilung wesentlich ist das Bewegungsmuster über dem freien Bein. In der Frühgeborenen-Periode stellt sich die Reaktionsabfolge gestationsabhängig in seinen Elementen sprunghaft einschießend, jedoch muskelschwach dar, während beim Neugeborenen und Säugling eine gut tonisierte Reaktionsabfolge zu beobachten ist.

**Reaktion:** Die Beobachtung des frei beweglichen Beines ergibt folgenden Ablauf: In einer 1. Phase wird das Bein in allen Gelenken gebeugt und damit von der reizauslösenden Ursache räumlich wegbewegt, in der 2. Phase wird die Beugung durch eine Streckung abgelöst, die in der 3. Phase – mehr oder weniger ausgeprägt – als Adduktion des freien Fußes das Bein zur Reizquelle zurückführt.

**Waltezeit:** Bis etwa zum 3. LM als physiologisch anzusehen.

**Bemerkungen:** Bei verlängerter und intensiver Druckeinwirkung ist an den Zehen des Auslösebeines ein Fächer-Phänomen zu beobachten. Dieser Reflex ist beim reifen Neugeborenen vollständig auslösbar und läßt sich mit abnehmender Reife des Frühgeborenen entwicklungsbedingt nur in seinen einzelnen Elementen nachweisen, vor der Adduktion tritt eine mit zunehmender Unreife abnehmende Abduktion in Erscheinung.

Bei einer Querschnittssymptomatik spricht die Abfolge Beugung und anschließend Streckung für eine unvollständige und eine alleinige Streckbewegung für eine komplette Querschnittsläsion (während der Frühgeborenenperiode ist dieser gekreuzte Streck-Reflex in seiner entwicklungsbedingten unterschiedlichen Ausgestaltung als ein wichtiges Reifekriterium von Bedeutung – siehe Anmerkungen im Kapitel über die Frühgeborenen-Periode).

## Palmomental-Reflex $C_5$

**Synonyma:** Marinesco-Reflex

**Auslösung:** Über die Handinnenfläche des Kindes wird entlang des Daumenballens mit der Spitze des Reflexhammers kräftig vom Handgelenk in Richtung des Daumengrundgelenks gestrichen, das Kind soll entspannt auf seiner Unterlage liegen und den Mund leicht geöffnet haben. (Abb. 18).

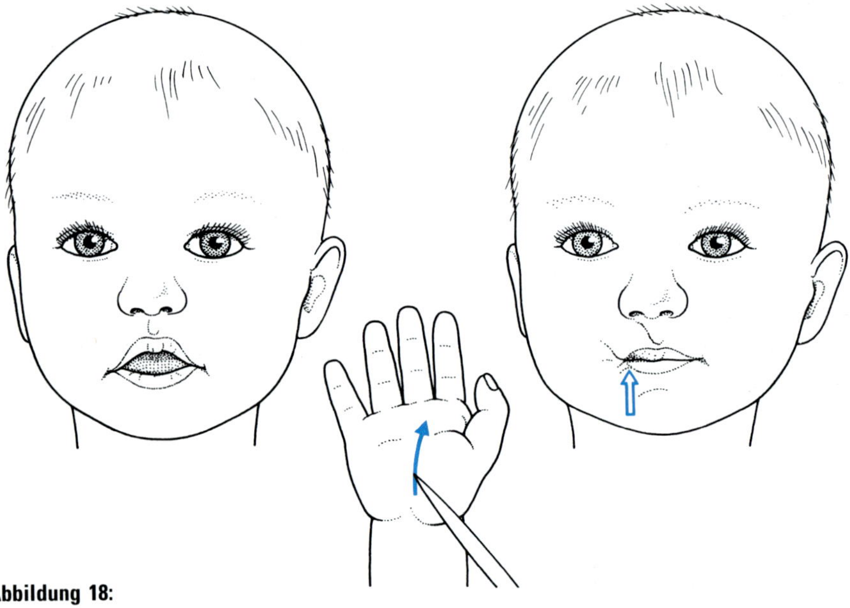

**Abbildung 18:**
Im klinischen Alltag spielt dieser Reflex in seiner physiologischen Waltezeit in der frühen Säuglingszeit weniger eine Rolle als beim späteren Hervortreten im Rahmen einer Hirnatrophie oder bei Hirnstammaffektionen.

**Reaktion:** Auf der gereizten Seite kommt es beim Säugling und Kleinkind zu einer sichtbaren Kontraktion der Kinnmuskulatur (Kontraktion des M. mentalis, M. depressor labii inferioris und M. depressor anguli oris), die bei Kindern nach dem 4. Lebensjahr nur angedeutet ist. Die Kontraktion kann auf die Gegenseite übergreifen.

**Waltezeit:** Bis ca. 4. LJ.

**Bemerkungen:** Die afferente Bahn verläuft über das $C_5$-Segment sowie über subkortikale Bahnen und efferent über den N. facialis. Er wird bei seinem späteren Wiederauftreten als pathologischer Fremdreflex angesehen, der bedeutungsvoll ist bei wiederholtem Nachweis und deutlicher, ein- oder doppelseitiger Ausprägung.

## Kubital-Reflex $C_5 - C_6$

**Auslösung:** Vom Untersucher wird das Hautareal über der Innenseite des Ellbogengelenkes durch Berühren mit dem Finger oder mit der Spitze des Reflexhammers gereizt. (Abb. 19).

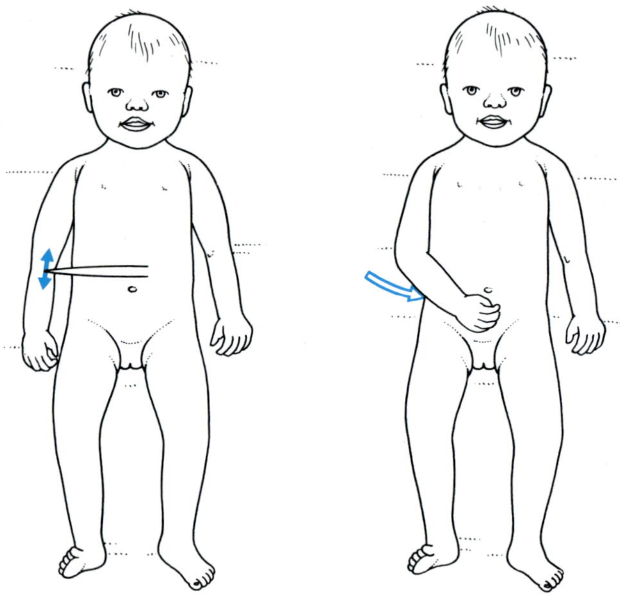

**Abbildung 19:** Das Berühren der Ellenbogeninnenseite wird zunächst ganz locker und bei schwacher Reaktion verstärkt ausgeführt, bis eine sichere Beugung sichtbar wird. Wesentlich in der Beurteilung ist der Seitenvergleich.

**Reaktion:** Es kommt zu einer prompten Beugung im Ellbogenbereich.

**Waltezeit:** Um den 10. LM abklingend.

## Handgreif-Reflex $C_7 - C_8$ **U2, U3, U4**

**Synonyma:** Palmarer Greif-Reflex, tonischer Handgreif-Reflex

**Auslösung:** Vom Untersucher wird der Zeigefinger von ulnar nach radial in die Innenhand des Neugeborenen geschoben und zur Verstärkung ein leichter Druck auf die Hohlhand unter Vermeidung einer Berührung des Handrückens ausgeübt. (Abb. 20).

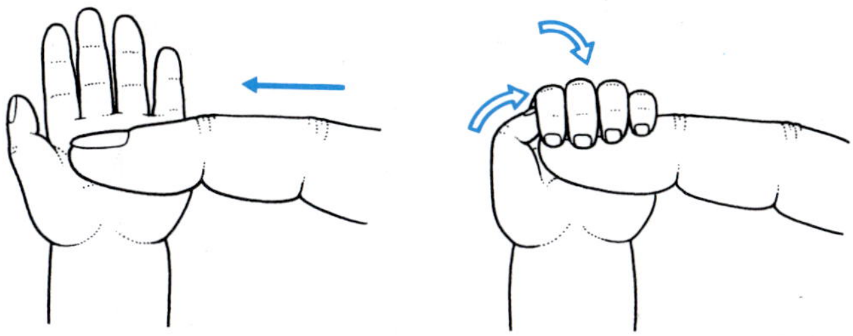

**Abbildung 20:** Das tonische Greifmuster in der Hand ist ganz besonders beim Neugeborenen so stark ausgebildet, daß man das Neugeborene unter Ausnutzung dieses Greif-Reflexes hochziehen kann. Ein Persistieren behindert das sichere Abstützen und verhindert eine zeitgerechte Entwicklung der Handmotorik.

**Reaktion:** Das Neugeborene umgreift fest und anhaltend den Finger des Untersuchers.

**Waltezeit:** Bis zum 4. LM auslösbar.

**Bemerkungen:** Verstärkung des Handgreif-Reflexes beim Saugen. Pathologisch sind deutliche Seitenunterschiede und abnorm verstärkte Auslösbarkeit.

## Axillar-Reflex $C_8 - Th_4$

**Auslösung:** Durch zartes Bestreichen der Haut im Bereich der Achselhöhle wird das Hautareal für diesen Fremdreflex aktiviert. (Abb. 21).

**Abbildung 21:** Das Berühren der Axillarregion führt zu einem abrupten Anlegen des Oberarmes auf dieser Seite.

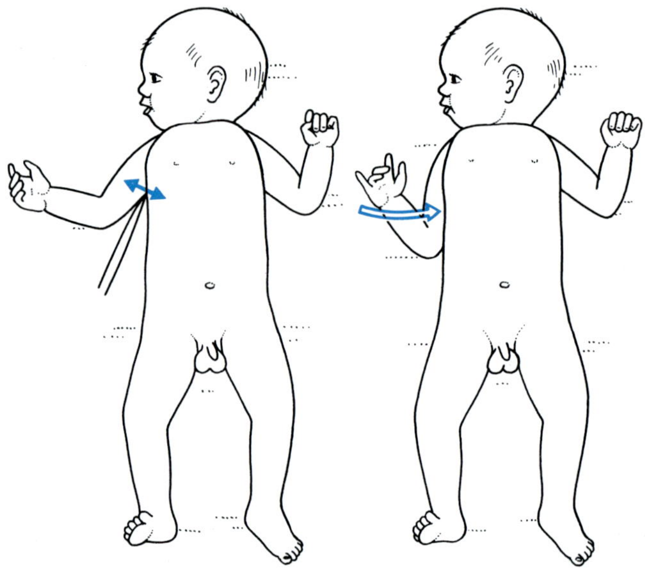

**Reaktion:** Über dem Arm der gleichen Seite ist eine Adduktion des Armes und eine Beugung im Bereich des Ellbogens zu sehen.

**Waltezeit:** Bis etwa zum 9. LM nachweisbar.

## Galant-Reflex $Th_3 - L_1$

**U3–U4**

**Synonyma:** tonischer Rückgrat-Reflex, dorsolumbaler Reflex

**Auslösung:** In Bauchlage wird dem Kind mit der Spitze des Reflexhammerstiels etwa 5 cm neben den Proc. spinosi (paravertebral) von der Schulter bis in Beckenhöhe entlang gestrichen. (Abb. 22).

**Abbildung 22:** Der Galant-Reflex ist seinem Auslösemodus entsprechend ein Fremdreflex und seiner Auswirkung gemäß als Haltereflex zu werten. Bei zerebralen Bewegungsstörungen kann er verstärkt nachweisbar sein, kann aber bei diffusen Nervenschädigungen auch völlig fehlen.

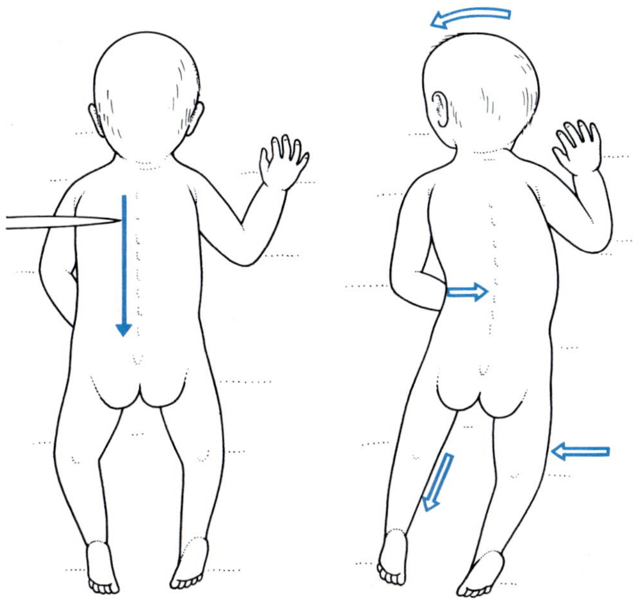

**Reaktion:** Es erfolgt eine konkave, zur Seite der Reizung gerichtete Krümmung des Rumpfes mit Drehung des Kopfes zur Reizseite und Streckung des gleichseitigen Beines im Knie- und Hüftgelenk.

**Waltezeit:** Meist erst nach dem 4. LT deutlich auslösbar, bis zum 4. LM anhaltend.

**Bemerkungen:** Der Galant-Reflex kann im Sinne eines Fremdreflexes Segmentstörungen aufdecken. Zu beobachten ist sein Auftreten, teilweise auch verstärkt, über die Waltezeit hinaus bei spastischen Kindern.

## Inguinal-Reflex $Th_{12}$–$L_1$

**Auslösung:** Der Untersucher streicht mit einem Tupferstiel über der Haut der Leistengegend hin und her. (Abb. 23).

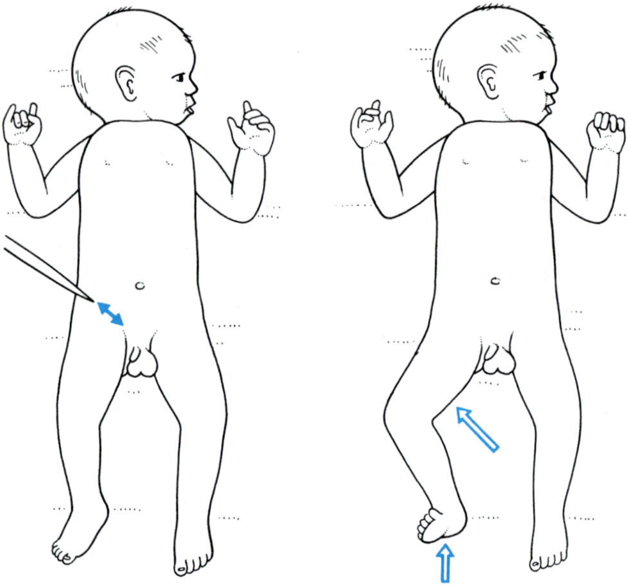

**Abbildung 23:** Die Reizung der Leistengegend führt zu einer mehr oder weniger deutlich ausgeprägten Beugung des Beines auf der gereizten Seite.

**Reaktion:** Beim Säugling kommt es zu einer Beugung im Hüftgelenk sowie zu einer schwach ausgeprägten Beugung im Knie- und Sprunggelenk.

**Waltezeit:** Im Verlaufe des 6. LM abklingend.

## Abduktions-Reflex $L_4 - L_5$

**Auslösung:** Der Untersucher streicht mit den Fingern oder der Spitze des Reflexhammerstiels über die laterale Fläche des Oberschenkels. (Abb. 24).

**Abbildung 24:**
Nach Hautreizung über dem lateralen Oberschenkelabschnitt wird das Bein seitlich abduziert.

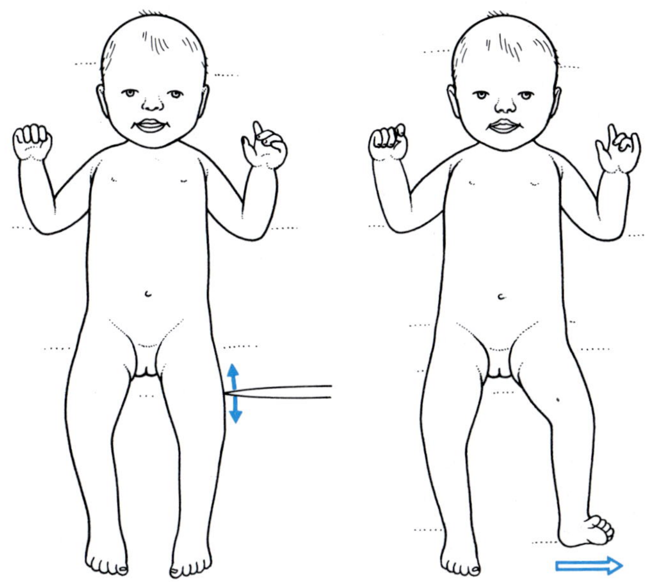

**Reaktion:** Beim Säugling wird eine Abduktionsbewegung im gleichseitigen Hüftgelenk deutlich.

**Waltezeit:** Klingt nach dem 6. LM ab.

## Fußgreif-Reflex $L_5-S_2$

**U1–U6**

**Synonyma:** Zehengreif-Reflex, plantarer Greif-Reflex

**Ausführung:** Der Untersucher übt auf den vorderen Abschnitt der Fußsohlen mit seinem Daumen einen Druck aus, der langsam gesteigert wird, bis die gewünschte Reaktion innerhalb der erwarteten Waltezeit einsetzt. (Abb. 25).

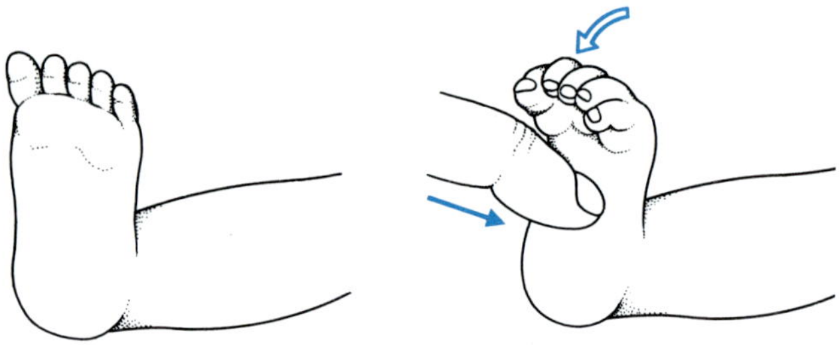

**Abbildung 25:** Der Fußgreif-Reflex läßt sich bei starker Präsenz bereits durch leichtes Berühren der Fußsohle nachweisen, beim Abklingen kann durch einen starken Reiz noch eine deutliche Reaktion ausgelöst werden. Der Untersucher sollte deshalb bei allen Kindern einen bestimmten Auslösedruck anwenden.

**Reaktion:** Im Sinne einer Greifreaktion kommt es zu einer tonischen Plantarflexion aller Zehen.

**Waltezeit:** Bis zum Ende des 1. LJ.

**Bemerkungen:** Im Rahmen einer sich entwickelnden spastischen Parese ist das Fehlen oder die deutlich abgeschwächte Auslösbarkeit ein frühes Erkennungskriterium, das sich bei therapeutischem Ansprechen wieder zeigen soll.

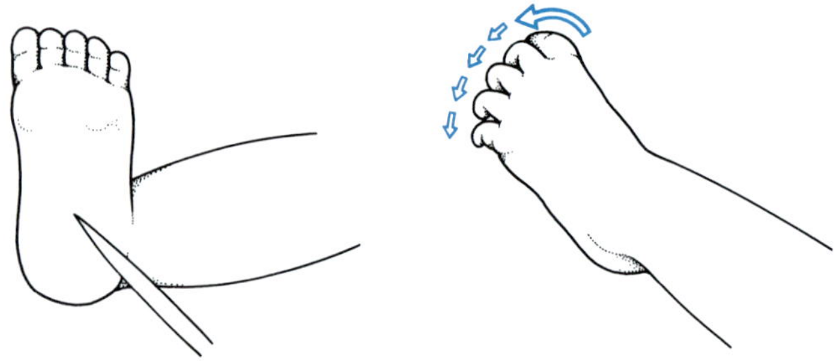

**Abbildung 26:** Bei diesem Auslösemodus wird durch leichtes Bestreichen über der gesamten Fußsohle der zugehörige segmentale Fremdreflex ausgelöst.

Abbildung 26 zeigt die Auslösung mittels eines spitzen Gegenstandes, womit auch über die Waltezeit hinaus eine Auslösung dieses Reflexes zu erreichen ist.

## Popliteal-Reflex $S_1 - S_2$

**Auslösung:** Der Untersucher bestreicht mit der Spitze des Reflexhammerstiels zart die Haut über der Kniekehle (Fossa poplitea). (Abb. 27).

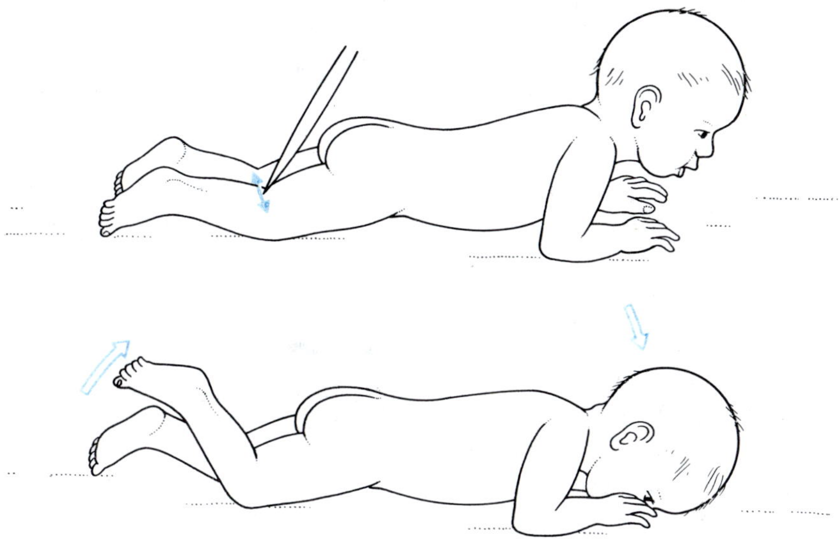

**Abbildung 27:**
Das Streichen über die Kniekehle führt zu einer Beugung des gereizten Beines.

**Reaktion:** Beim Säugling zeigt sich eine Beugung des Beines im Kniegelenk.

**Waltezeit:** Bis etwa zum 9. LM nachweisbar.

## Aufzieh-Reaktion

**U1 – U6**

**Synonym:** Traktionsversuch

**Allgemeines:** Diese Reaktion zeigt bei ungestörten Neugeborenen und Säuglingen eine auffällig enge Korrelation von verschiedenen Haltungsmustern (hier wurden vor allem die Angaben von VOJTA berücksichtigt) zu zeitlich determinierten Entwicklungsphasen.

**Auslösung:** Der in Rückenlage auf seiner Unterlage liegende Säugling wird vom Untersucher – möglichst nach Blickfixation und ermunterndem Ansprechen – an den Händen erfaßt und – bei anhaltendem Zuspruch – langsam bis zu einem Winkel von ca. 45° (Rumpf gegen Unterlage) aufgezogen.

Optimal geschieht das Aufziehen durch Einlegen des Daumens von ulnar in die Handinnenseite des Säuglings und das Umfassen der Unterarme mit den übrigen Fingern zur Absicherung eines plötzlichen Tonusverlustes mit Zurückfallen während des Aufziehvorganges. (Abb. 28).

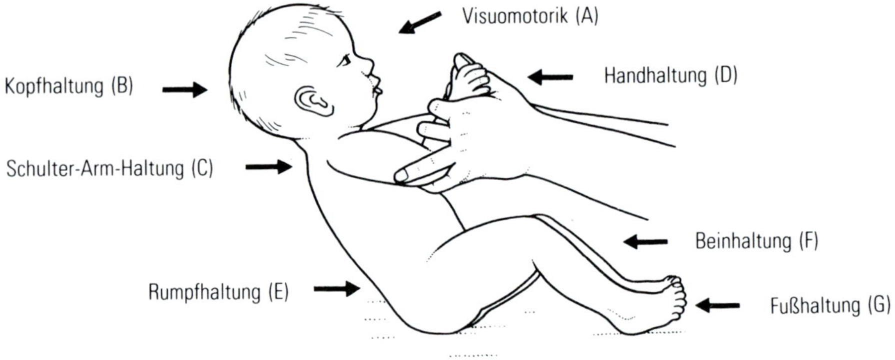


**Abbildung 28:**
Die Aufzieh-Reaktion zeigt entsprechend dem erreichten Entwicklungsstand des Säuglings in seinen verschiedenen Anteilen unterschiedliche Muster.

**Reaktionen:**

*A Visuomotorik und visuelle Perzeption*

- Beim NG: ca. 2/3 zeigen kurze Folgebewegungen nach gelungener Blickfeldfixation
- Bis zum 3. LM: Säugling verfolgt Gegenstände bis ca. 45° in seitlicher und ca. 30° in vertikaler Richtung
- Bis zum 6. LM: im Raum agierende Personen werden blickmäßig verfolgt
- Bis zum 9. LM: Säugling unterscheidet zwischen bekannten und unbekannten Gesichtern und reagiert entsprechend seiner Grundstimmung darauf („Fremdeln")
- Bis zum 12. LM: Säugling verfolgt bewußt Handlungen in der Umgebung – Gegenstände, in einem Behälter positioniert, werden anschließend wieder hervorgeholt

*B Kopfhaltung*

- Beim NG: Kopf hängt locker nach dorsal
- Bis zum 3. LM: Kopf wird zunehmend in die Rumpfebene gehoben und erreicht die Rumpfebene
- Bis zum 6. LM: Kopf wird weiter nach vorn gebeugt, bis das Kinn die Brust berührt
- bis zum 9. LM: Kopf wird in der Mitte und vor der Rumpfachse gehalten
- Bis zum 12. LM: Kopf wird stabil in der Rumpfachse gehalten

*C Schulter-Arm-Haltung*

- Beim NG: das Übergewicht des physiologischen Hypertonus äußert sich in einer straffen Beugung im Schulter- und Ellenbogengelenk sowie in einer Schulteradduktion
- Bis zum 3. LM: mittelgradige Beugung im Schulter- und Ellenbogengelenk
- Bis zum 6. LM: Streckung der Arme und Tonisierung beider Schultern
- Bis zum 9. LM: Henkelstellung der Arme, wobei die Oberarme in der Rumpfebene liegen
- Bis zum 12. LM: Säugling zieht sich aus der Schulter heraus aktiv zum stabilen Sitzen auf

*D Haltung der Hände*

- Beim NG: Hände wechselnd geöffnet und geschlossen
- Bis zum 3. LM: Säugling umfaßt den Finger des Untersuchers anhaltend und fest
- Bis zum 6. LM: Säugling ergreift die Hand nach Stimulation durch den Untersucher aktiv und übt während des Aufziehens einen wechselnd ausgeprägten Faustschluß aus
- Bis zum 12. LM: Säugling ergreift die Finger des Untersuchers aktiv und läßt einen differenziert und abgestuft ausgeübten Handdruck bei der Aufrichtung zum Sitzen erkennen

*E Rumpf-Haltung*

- Beim NG: bogiges Durchhängen des Rumpfes entsprechend der Schwerkraft
- Bis zum 3. LM: zunehmende Tonisierung des Rumpfes bis zur Streckung, deren Ebene auch vom Kopf erreicht wird
- Bis zum 6. LM: zunehmende Beugung des Rumpfes mit Beugung der Extremitäten
- Bis zum 12. LM: Beugung erfolgt infolge der Schwerpunktverlagerung nach kaudal im lumbosakralen Übergangsbereich, während der darübergelegene Rumpfabschnitt gestreckt wird

*F Beinhaltung*

- Beim NG: Beine werden gebeugt und in der Hüfte abduziert
- Bis zum 3. LM: Beugung der Beine läßt nach, so daß die Beine mit den Fersen aufliegen
- Bis zum 6. LM: Beine wieder deutlich gebeugt, Oberschenkel berühren mit ihren Ventralflächen den Rumpf
- Bis zum 9. LM: Beine nur noch gering im Kniegelenk gebeugt, im Hüftgelenk deutlich abduziert
- Bis zum 12. LM: Beine werden gestreckt und breit abduziert, mit den Fersen auf der Unterlage aufgesetzt

*G Haltung der Füße*

- Beim NG: Füße leicht gebeugt und adduziert
- Bis zum 3. LM: Füße deutlich supiniert, im Sprunggelenk und in den Zehengelenken gebeugt
- Bis zum 6. LM: Vorfußadduktion ohne Supinationshaltung
- Bis zum 9. LM: Füße in mittlerer Streckhaltung entsprechend der Strecktendenz der Beine
- Bis zum 12. LM: Füße deutlich abduziert, mit den Fersen zum Stütz auf der Unterlage aufgesetzt, Zehen werden gebeugt oder gestreckt.

# 4
# Neurologische Untersuchung in der Kleinkind- und Schulkindperiode

## 4.1
## Reflexuntersuchung im Kleinkind- und Schulalter

Die Reflexuntersuchung sollte entsprechend den Erfordernissen der Diagnostik von allen Kinderärzten vorgenommen werden. Dabei kann jedoch die Untersuchung bei stark abwehrenden Kindern nicht in allen Einzelheiten erzwungen werden. Die Ausführung dieser Untersuchung steht ohnehin gegen Ende der Arztvorstellung; anfangs nutzt der Untersucher die Zeit, um Vertrauen aufzubauen, Ängste abzuwehren (die verwendeten Instrumente werden gezeigt) und sich ein Konzept über die vorliegende Erkrankung einschließlich dringend erforderlicher Untersuchungsgänge zurechtzulegen.

Bei der Beeinflussung der verständlichen Abwehr von Ängsten im Kleinkindesalter ist es zu vermeiden, die Worte „Angst", „Schmerz", „Wehtun" und dergleichen auszusprechen! Auch bei noch so wortreichen, beruhigenden Erklärungen werden diese Worte als Signal und Bestätigung der inneren Befürchtungen angesehen, und es wird ohne weitere Zuwendungsbereitschaft entsprechend reagiert.

Die optimale Auslösung der Reflexe ist davon abhängig, inwieweit es dem Untersucher gelingt, eine entspannte Situation herbeizuführen; gelingt dies nicht, so sollte die Untersuchung abgebrochen und auf jeden Fall später wiederholt werden.

Die Bezeichnung der Reflexe erfolgt zumeist nicht mit dem Namen der Erfolgsmuskeln, sondern über die zugehörige Ansatzsehne des sich kontrahierenden Muskels, teilweise ist der Auslöseort (z. B. Radiusperiost-Reflex) auch falsch benannt. Im Interesse der allgemeinen Verständigung wurden die alten Bezeichnungen beibehalten, die korrekten Bezeichnungen jedoch eingefügt.

**Beurteilung der Reflexantworten:** Eingedenk der Tatsache, daß jeder Untersucher bei der Beschreibung bzw. Bewertung der Reflexantworten eine gewisse subjektive Komponente einbringt, kann er binnen kurzem durch eigene Erfahrungen bei der Untersuchung der Kinder in den verschiedenen Altersgruppen immer im Vergleich neben der Erkenntnis über die Breite inter- und intraindividueller Unterschiede auch sichere pathologische Zustände erfassen.

Folgende Zeichen haben sich bei der summarischen Beurteilung der Ergebnisse der Reflexauslösung als praktikabel erwiesen:

| | |
|---|---|
| + | regelrecht auslösbarer Reflex |
| ++ | lebhaft auslösbarer Reflex (mit einzelnen, rasch erschöpflichen Kloni) |
| +++ | gesteigert auslösbarer Reflex (mit Verbreitung der Auslösezone und/oder anhaltenden Kloni) |
| (+) | abgeschwächt auslösbarer Reflex (am besten im Seitenvergleich zu ermitteln) |
| ((+)) | angedeutet auslösbarer Reflex (es ist lediglich eine Muskelreaktion durch Betasten zu sehen, keine sichtbare Bewegung im Gelenk vorhanden) |
| ∅ | nicht auslösbarer Reflex |

Seitendifferenzen werden durch > und < angegeben.

## 4.2 Eigenreflexe

**U2–U9**

Bei diesen auch als propriozeptiv bzw. myotatisch bezeichneten Reflexen erfolgen die Reizauslösung und der Reizerfolg in der Muskelsehne bzw. im zugehörigen Muskel. Über eine plötzliche Dehnung des Muskels, die durch Schlag mit dem Reflexhammer auf seine Sehne bewirkt wird, reagiert dieser nach einer Latenz – bedingt durch die Reizleitung in den Nerven und seine interneuronale Verschaltung – mit einer Kontraktion (deshalb auch die Bezeichnung als „Sehnenreflex“). Die Eigenreflexe sind im Gegensatz zu den nachfolgend beschriebenen Fremdreflexen unermüdbar, und nicht summationsfähig und ihre Latenzdauer ist nicht von der Reizstärke abhängig.

Es ist zu unterscheiden zwischen physiologischen Eigenreflexen, die jedes gesunde Kind zeigt, und pathologischen Reflexen (z. B. Babinski-Reflex, Fußklonus). Letztere zeigen eine Störung im ZNS an, sind aber teilweise auch schon bei vegetativ überstark reagierenden Kindern nachweisbar.

## Skapulohumeral-Reflex $C_4 - C_6$

**Synonym:** Infraspinatus-Reflex

**Auslösung:** Vom Untersucher wird auf den medialen Rand des unteren Schulterblattes ein kurzer Schlag geführt; das Kind steht aufrecht mit dem Rücken zum Untersucher, die Arme hängen locker herab. (Abb. 29).

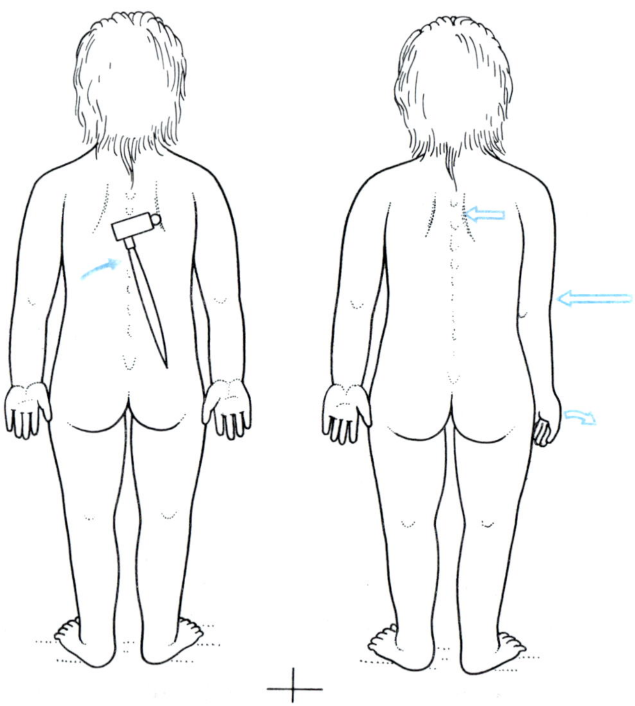

**Abbildung 29:** Durch einen kurzen Reflexhammerschlag auf den inneren Schulterblattrand wird der zugehörige Arm an den Körper herangeführt und nach außen gedreht.

**Reaktion:** Infolge Kontraktion des M. infraspinatus und des M. teres minor kommt es zu einer Adduktion und Außenrotation des herabhängenden Armes auf der stimulierten Seite.

## Bizepssehnen-Reflex $C_5-C_6$

**Synonyma:** Bizeps-Reflex, Biceps brachii-Reflex

**Auslösung:** Der Untersucher legt bei dem locker über dem Rumpf des Kindes liegenden gebeugten Arm seinen Daumen auf die Sehne des M. biceps und führt auf seinen Daumen einen kurzen Schlag mit dem Reflexhammer. (Abb. 30).

**Abbildung 30:** Die oft nur schwache Auslösbarkeit des Reflexes läßt sich durch den über der Sehne liegenden Daumen sicher fühlen.

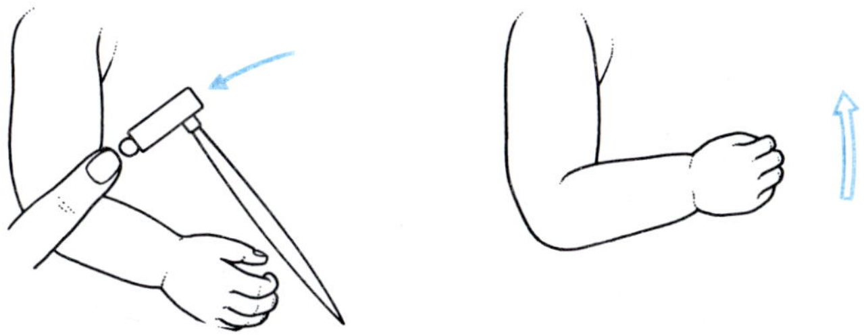

**Reaktion:** Die Dehnung des M. biceps bewirkt eine Flexionsbewegung des Unterarmes, die oftmals vom Untersucher mehr gespürt als äußerlich zu sehen ist.

**Bemerkungen:** Läßt sich zumeist nur schwach auslösen, geringe Seitendifferenzen sind nicht bedeutungsvoll. Bei einer gesteigerten Auslösbarkeit bewirkt ein Reflexhammerschlag über jedem Punkt des Unterarms eine Beugung.

## Brachioradialis-Reflex $C_5$–$C_6$

**Synonyma:** Radiusperiost-Reflex, Radius-Reflex

**Auslösung:** Durch Erfassen der Hand des Kindes wird der Arm durch Hin- und Herbewegen in Beugehaltung über dem Rumpf des liegenden Kindes gelockert und mit dem Reflexhammer ein kurzer Schlag auf den unteren Radiusrand geführt. (Abb. 31).

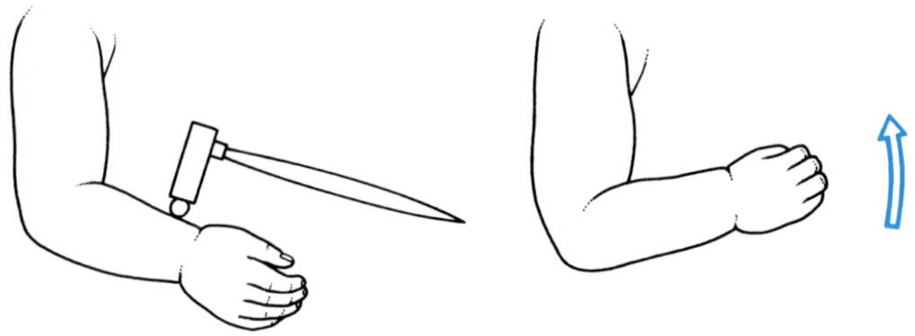

**Abbildung 31:** Die gesteigerte Reaktion dieses Reflexes wird als das Pyramidenbahn-Zeichen über dem Armbereich angesehen.

**Reaktion:** Durch Dehnung des M. biceps, M. brachioradialis und M. brachialis internus kommt es zu einer leichten Armbeugung im Ellenbogengelenk.

**Bemerkungen:** Bei einer pathologischen Reflexsteigerung, die die Bedeutung einer Pyramidenbahnläsion über der oberen Extremität hat, zeigt sich neben der Armbeugung zugleich eine Hand- und Fingerbeugung.

Wenn die Rückenmarkschädigung in Höhe des Bizepssehnen-Reflexes sitzt und dieser Reflex nicht auslösbar ist, der spinal etwas tiefer repräsentierte Trizepssehnen-Reflex jedoch gesteigert auslösbar hervortritt, wird *nur* eine Hand- und Fingerbeugung gesehen (sog. Dissoziation des Brachioradialis-Reflexes). Geringe Seitendifferenzen bei der Auslösung sind ohne wesentliche Bedeutung.

## Trizepssehnen-Reflex $C_6-C_8$

**Synonyma:** Trizeps-Reflex, Triceps brachii-Reflex

**Auslösung:** Der Untersucher hält den Unterarm des Kindes am Handgelenk und beugt den Arm locker hin und her.
Von dorsal wird mit dem Reflexhammer ein Schlag auf die Sehne des M. triceps oberhalb des Olecranon geführt. (Abb. 32).

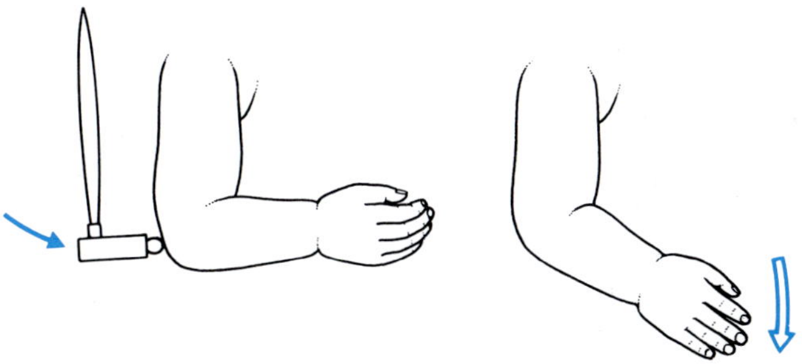

**Abbildung 32:** Die Auslösung über der Sehne des M. triceps brachii kann mitunter eine sehr schwache Reaktion bewirken, der Untersucher verspürt jedoch durch das Halten des Armes jede schwache Beugung des Armes.

**Reaktion:** Der Reflexauslösung folgt eine kurze Streckbewegung des Unterarmes.

**Bemerkungen:** Bei Lähmung des M. triceps bzw. Ausfall des ihn versorgenden N. radialis kann es zu einem paradoxen Bizepssehnen-Reflex mit Auslösung einer Beugung des Armes kommen (somit einer Reaktion des Antagonisten).

## Mayerscher Fingergrundgelenk-Reflex $C_6 - Th_1$

**Synonym:** Mayer-Reflex

**Auslösung:** Es wird die Hand des Kindes vom Untersucher am Handgelenk umfaßt, locker nach oben und unten bzw. hin und her geschüttelt und vom Untersucher der Mittelfinger von außen mit dem Daumen in Richtung des Fingergrundgelenkes gedrückt. (Abb. 33).

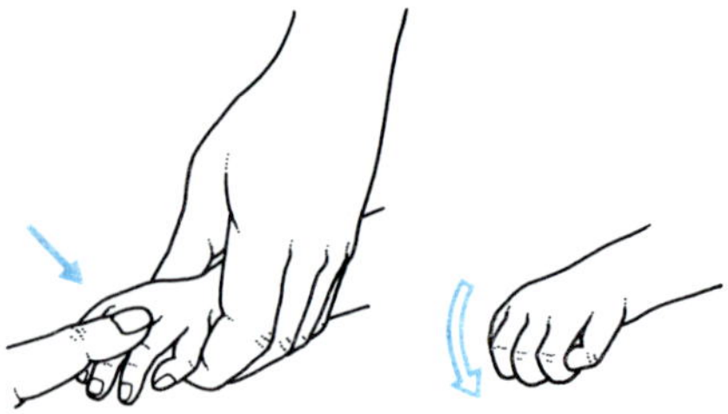

**Abbildung 33:**
Die vom Untersucher umfaßte Hand des Kindes muß vor der Auslösung gelockert werden; dann wird vom Untersucher der Mittelfinger von vorn umfaßt und gegen die Handinnenseite gedrückt.

**Reaktion:** Die kurze intensive Beugung des Mittelfingers führt zu einer deutlichen Oppositionsbewegung (als Adduktion) des Daumens. Diese Reaktion ist etwa ab dem 5. Lebensjahr auslösbar.

**Bemerkungen:** Diese in die Gruppe der Fingerbeugereflexe (Lerische Vorderarmzeichen) gehörende Reaktion ist bei geringgradigen Seitenasymmetrien ohne Bedeutung. Eine fehlende Auslösbarkeit spricht entweder für eine periphere Nervenläsion oder tritt im Rahmen eines Hemisyndroms (zentraler Genese) auf; dann besteht jedoch eine sichtbare Seitendifferenz.

Eine deutlich verstärkte Auslösbarkeit wird bei Tumoren des Stirnhirns beschrieben.

## Trömner-Reflex $C_7 - Th_1$

**Synonym:** Kinoscher Reflex

**Auslösung:** Der Untersucher hält die halb geöffnete Hand des Kindes in Pronationsstellung und führt mit seinen Fingern gegen die Volarseiten der Finger II bis IV des Kindes eine kurze tangierende Bewegung aus. (Abb. 34).

**Abbildung 34:** Die vom Untersucher geführte schnippende Berührung der Fingerkuppen des Kindes erzeugt eine mehr oder weniger ausgeprägte Beugung aller Finger.

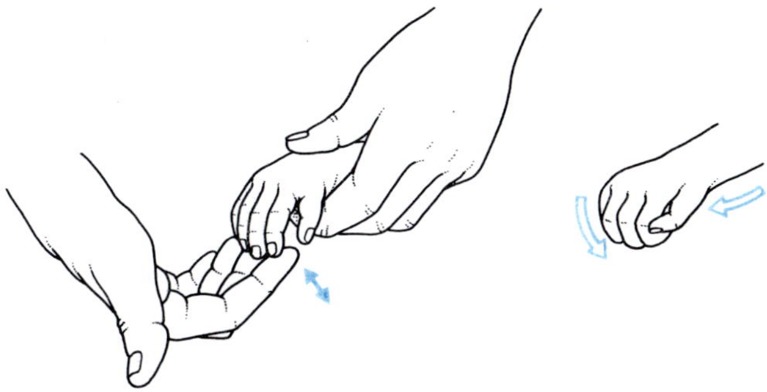

**Reaktion:** Im positiven Fall kommt es zu einer reflektorischen Beugung in den Fingerendgelenken sowie Beugung und Adduktion des Daumens.

**Bemerkungen:** Bei stark positiver Reaktion gilt der Trömner als Pyramidenbahnzeichen, er ist am sichersten erkennbar bei seitendifferenter Auslösbarkeit.

## Muskulärer Bauchdecken-Reflex $Th_5 - Th_6$

**Synonym:** Rippenbogen-Reflex

**Auslösung:** Bei dem in Rückenlage liegenden Kind wird im entspannten Zustand mit dem Reflexhammer ein kurzer Schlag auf den unteren Rippenbogenrand geführt.

**Reaktion:** Es läßt sich durch die Verkürzung der gereizten Bauchwandmuskulatur eine Verziehung des Nabels in Reizrichtung auslösen.

**Bemerkungen:** Da es sich nicht um einen Fremdreflex (M. transversus abdominis, M. obliquus abdominis und M. rectus), sondern um einen Eigenreflex der Bauchdeckenmuskulatur handelt, wird er bei einer Pyramidenbahnläsion – nicht wie die Bauchhaut-Reflexe – auslösbar bleiben.

## Patellarsehnen-Reflex $L_3$–$L_4$

**Synonym:** Quadrizeps-Reflexe

**Auslösung:** Das Kind liegt in Rückenlage auf der Unterlage. Der Unterschenkel wird vom Untersucher mit der linken Hand erfaßt, im Kniegelenk gebeugt und locker hin und her bewegt. Aus dieser Bewegung heraus wird mit dem Reflexhammer ein kurzer Schlag auf die Sehne des M. quadriceps femoris unterhalb der Patella geführt. (Abb. 35).

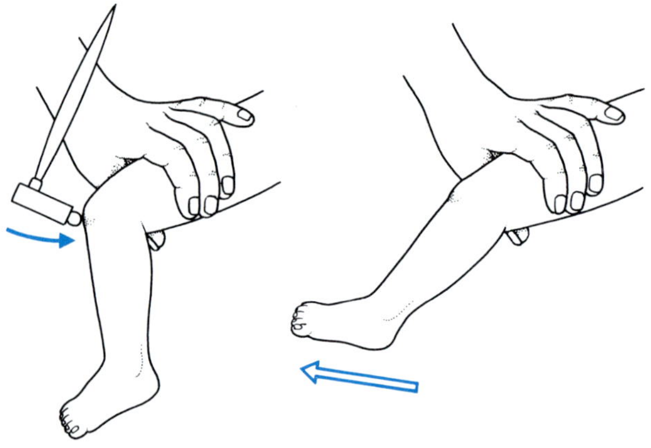

**Abbildung 35:** Der Nachweis einer Reaktion läßt sich bei verspannten Kindern nur schwer führen, nach Ablenkung und wiederholter Auslösung findet sich meist eine Reaktion.

**Reaktion:** Es kommt zu einer prompten Streckung des Unterschenkels.

**Bemerkungen:** Bei lebhaft auslösbarem Patellarsehnen-Reflex kann im Kleinkindesalter eine zusätzliche Adduktion im kontralateralen Bein oder über beiden Beinen gesehen werden.

Der Patellarsehnen-Reflex ist als einziger Eigenreflex schon von Geburt an konstant auslösbar, es ist auf strikte Mittellinienlagerung zu achten, da die Wirkung der tonischen Nackenreflexe Seitendifferenzen bewirken können. Ein sicheres Fehlen (bei wiederholten Kontrollen unter wechselnden äußeren Bedingungen) spricht für eine Unterbrechung des zugehörigen Reflexbogens. Die Deutung bei gesteigerter Auslösbarkeit muß im Gesamtzusammenhang analysiert werden.

## Achillessehnen-Reflex $L_5$–$S_2$

**Synonym:** Triceps surae-Reflex

**Auslösung:** Vom Untersucher wird der Vorfuß des Kindes erfaßt und das Bein im Kniegelenk gebeugt. Nach mehrmaligem Hin- und Herbewegen des Fußes im Sprunggelenk wird mit dem Reflexhammer ein kurzer Schlag von dorsal auf die Sehne des M. triceps surae (= M. gastrocnemius) geführt. (Abb. 36).

**Abbildung 36:** Ein gesteigert auslösbarer Achillessehnen-Reflex wird sehr oft bei einer spastischen Diparese gefunden.

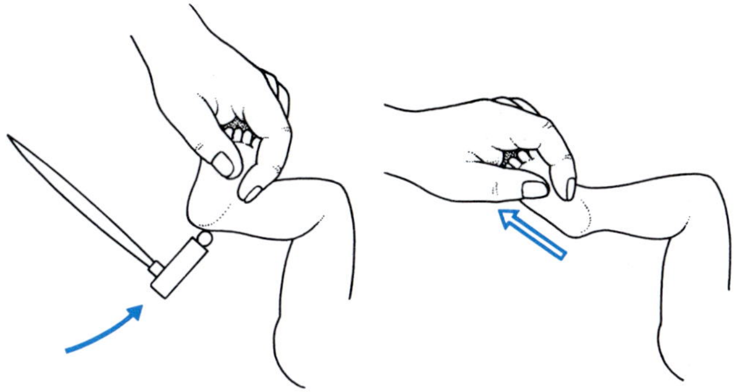

**Reaktion:** Die Kontraktion der Wadenmuskulatur führt zu einer Plantarflexion des Fußes, die seitens des Untersuchers auch bei schwacher Reaktion durch den von ihm gehaltenen Vorfuß verspürt wird.

**Bemerkungen:** Eine deutlich verzögerte Reaktion wird im Zusammenhang mit einer Schilddrüsenunterfunktion beschrieben.

## Fußklonus

**Synonym:** Dorsalklonus

**Allgemeines:** Reaktion als Folge einer pathologisch gesteigerten Erregbarkeit des Achillessehnen-Reflexes.

**Auslösung:** Das Kind liegt in Rückenlage. Vom Untersucher wird mit der linken Hand das Bein durch Umgreifen unterhalb der Kniescheibe auf der Unterlage fixiert. Mit der rechten Hand wird der Fuß umgriffen und ruckartig nach dorsal geführt.

**Reaktion:** Normalerweise fehlt eine klonische Reaktion (vermittelt durch rhythmische Zuckungen des M. triceps surae) des Fußes.

**Bemerkungen:** Vor dem Auslösen nach oben beschriebenem Modus sollte der Fuß mehrfach zur Lockerung hin und her bewegt werden.

Deutliche Kloni (mit einem Rhythmus von 4–6 Kloni/s) finden sich bei einer spastischen Parese, die zum Teil schon bei Auslösung des Achillessehnen-Reflexes auftreten; sie werden in ihrer Qualität je nach Dauer als „schwer erschöpflich“ oder „unerschöpflich“ beschrieben. Asymmetrien in der Auslösbarkeit bestimmen bei ansonsten wenig differenzierten Hemisyndromen die betreffende Seite durch deutlich verminderte oder verstärkte Reaktion.

# 4.3 Fremdreflexe

U2–U9

Diese auch als exterozeptiv bezeichneten Reflexe werden über Hautrezeptoren ausgelöst und zeigen eine Reaktionsantwort in den zugehörigen Muskelgruppen. Ermöglicht wird diese räumliche Trennung zwischen Stimulus und Reaktion zum einen durch Interneuronenketten, die die afferenten sensiblen Impulse polysynaptisch auf mehrere motorische Vorderhornneurone übertragen, zum zweiten durch Einflußnahme kortikospinaler Bahnen (im Sinne einer Bahnung oder Hemmung).

Die Fremdreflexe sind dadurch gekennzeichnet, daß sie – im Gegensatz zu den Eigenreflexen – bei wiederholter Auslösung erschöpfbar sind, eine größere Latenz bei verschiedenen Methoden der Auslösung zeigen können und – abhängig von der Ausdehnung und Ausgestaltung des zugrundeliegenden pathologischen Prozesses – eine zeitliche und räumliche Summation aufweisen können. Im Schlaf sind sie abgeschwächt auslösbar. Wir unterscheiden zwischen:

- physiologischen Fremdreflexen (z. B. Bauchhaut-Reflex, Kremaster-Reflex), die normalerweise nachweisbar und erst durch ZNS-Störungen abgeschwächt sind oder völlig fehlen können und
- pathologischen Fremdreflexen (z. B. Babinski), die normalerweise nicht auslösbar sind und deren Auftreten eine pathologische Störung anzeigen.

Bei spastischen Paresen findet sich ein konträres Verhalten seitens der Fremdreflexe gegenüber den Eigenreflexen, während letztere über der geschädigten Seite auslösbar sind, zeigen sich die seitenbezogenen Fremdreflexe abgeschwächt oder aufgehoben.

Bei reifen Neugeborenen sind bereits alle Fremdreflexe in entspanntem Zustand auszulösen. In dieser Periode sowie in der frühen Säuglingszeit lassen sich durch Bestreichen der Haut über den Beugemuskeln in vielen Fällen Beugesynergien (Vlach) auslösen, während der gleiche Auslösemodus über dem Hautareal der Streckmuskeln nur eine abgeschwächte Reaktion zeigt, was das Vorherrschen des Beugertonus in dieser Entwicklungsphase unterstreicht.

## Babinski-Reflex

**Synonyma:** Babinskisches Zeichen, Phenomene du gros orteil

**Auslösung:** Das Kind liegt entspannt in Rückenlage auf seiner Unterlage. Mit einem spitzen Gegenstand wird über die laterale Fußsohle von der Ferse entlang bis zu den Zehenballen und hier angekommen nach medial gestrichen. Dabei sollte der Unterschenkel des Kindes auf der Unterlage mit der linken Hand des Untersuchers fixiert werden. (Abb. 37).

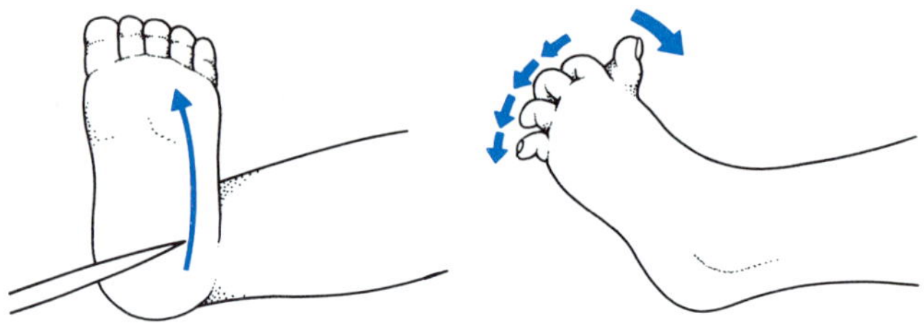

**Abbildung 37:** Der Nachweis des Babinski-Reflexes ist immer pathologisch; das komplexe Muster kann dabei vollständig oder nur in Teilen hervortreten.

**Reaktion:** Es wird im positiven Fall eine tonische und primäre Dorsalflexion der Großzehe und – sehr oft – eine Spreizung (Fächer-Phänomen) sowie Beugung der übrigen Zehen gesehen.

**Bemerkungen:** Der Reflex wird phylogenetisch als Teil des Flucht-Reflexes angesehen. Im Verlaufe des 1. Lebensjahres ist er aufgrund noch unzureichender Myelinisierung auslösbar, ohne daß ihm in dieser Phase eine pathologische Bedeutung zukommt. Nach diesem Zeitraum und abgeschlossener Myelinisierung gilt insbesondere die Großzehendorsalflexion als pathologisch. Zu achten ist auf Asymmetrien bei der Auslösung.

Bei kompletter Querschnittsläsion des Rückenmarkes ist der Babinski negativ, dagegen positiv bei inkompletter Schädigung. Auch ein vollständiger Ausfall pyramidaler und extrapyramidaler Bahnen bedingt eine negative Reaktion.

Ein Spontan-Babinski liegt vor, wenn der Babinski-Reflex ohne äußere Stimulation auftritt.

Beim gekreuzten Babinski tritt das Reaktionsmuster auf der Gegenseite der Reizsetzung auf.

Eine Bahnung des Babinski-Reflexes ist möglich durch Drehung des Kopfes zur gesunden Seite und gleichzeitiger Reizung mittels des Oppenheim-Reflexes (kräftiges Entlangfahren mit Daumen und Zeigefinger des Untersuchers an den Tibiakanten von proximal nach distal).

In Bauchlage des Kindes kann aufgrund von Tonuseinflüssen der zuvor positive Babinski verschwinden.

Von einem Pseudo-Babinski wird bei ausgeprägtem Hohlfuß mit verkürzter Sehne des M. tibialis anterior gesprochen sowie bei Lähmung der Plantarbeuger (paradoxe Reaktion der Antagonisten).

Wenn der Dorsalflexion der Großzehe eine kurze Beugung vorausgeht, so ist das Zeichen als negativ zu bewerten; ein als positiv gewerteter Babinski zeigt initial eine Dorsalflexion der Großzehe.

## Bauchhaut-Reflex $Th_6$–$Th_{12}$

**Synonyma:** Abdominal-Reflex, kutane Bauchdecken-Reflexe

**Auslösung:** Mit dem Reflexhammerstiel oder einem spitzen Gegenstand wird von lateral nach medial über die Bauchhaut gestrichen – und zwar unter dem Rippenbogen ($Th_6$–$Th_7$), in Nabelhöhe ($Th_9$–$Th_{10}$) und oberhalb des Leistenbandes ($Th_{11}$–$Th_{12}$). Das Kind muß dabei entspannt in Rückenlage liegen; evtl. können die Beine leicht passiv gebeugt werden, um die Bauchmuskeln zu lockern. (Abb. 38).

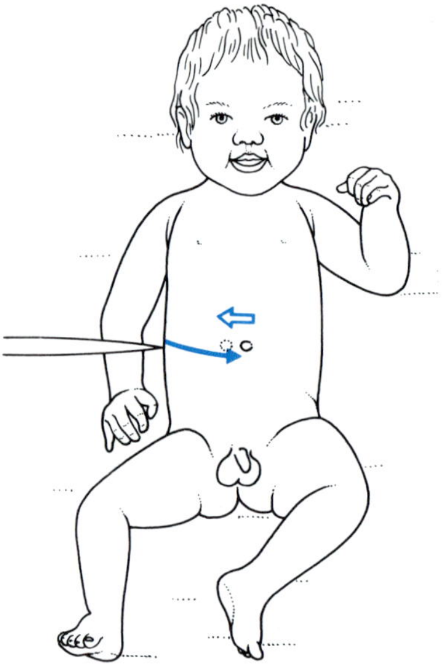

**Abbildung 38:**
Die kutanen Bauchhautreflexe sind als Fremdreflexe bei fehlender Auslösung ein pathologisches Zeichen. Es muß jedoch differentialdiagnostisch auch eine unzureichende Auslösung berücksichtigt werden (z. B. zu schwache Reizung, keine sichtbare Reaktion bei adipösen Bauchdecken, Narbenstrikturen usw.).

**Reaktion:** Die Bauchhaut mit dem Nabel verzieht sich bei Intaktheit der Mm. rectus, transversus und obliquus abdominis in Richtung der Reizung.

**Bemerkungen:** Die Bauchhaut-Reflexe sind im negativen Fall ein Feinsymptom bei Affektion der Pyramidenbahn oder Zeichen eines Prozesses im thorakalen Spinalmark. Bei adipösen Bauchdecken ist dieser Fremdreflex nur schwach oder gar nicht auslösbar, ebenso bei größeren Operationsnarben in der Bauchwand.

## Kremaster-Reflex $L_1 - L_2$

**Auslösung:** Mit einem spitzen Gegenstand wird über die Innenseite der Oberschenkel des Knaben von oben nach unten gestrichen. Das Kind liegt mit leicht gespreizten Beinen entspannt auf seiner Unterlage.

**Reaktion:** Auf der gereizten Seite kommt es im positiven Fall zu einem sichtbaren Aufsteigen des Hodens im Skrotalsack.

**Bemerkungen:** Von Bedeutung ist die fehlende Auslösbarkeit dieses Fremdreflexes bei spinalen Prozessen im thorakolumbalen Übergangsbereich und bei Pyramidenbahnläsionen.

## Anal-Reflex $S_5$

**Auslösung:** Das Kind liegt in Bauchlage auf der Unterlage. Vorsichtiges Auseinanderziehen der Pobacken. Mit einer Tupferspitze erfolgt eine Hautreizung in der perianalen Region. (Abb. 39).

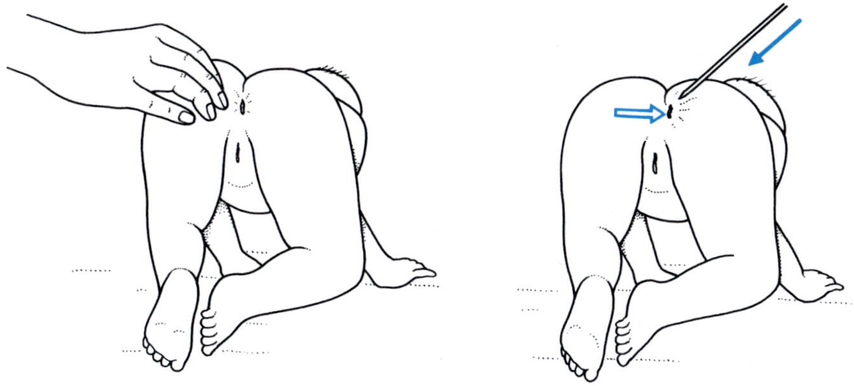

**Abbildung 39:**
Die Auslösung des Anal-Reflexes ist unbedingt als eine sehr wesentliche Reaktion des unteren Spinalbereiches in den Untersuchungsablauf einzubeziehen.

**Reaktion:** Deutliche Kontraktion der Analöffnung auf der Reizseite durch eine Kontraktion des M. sphincter ani externus.

**Bemerkungen:** Die Untersuchung dieses Fremdreflexes, der über den N. pudendus vermittelt wird, ist im Seitenvergleich durchzuführen. Ein Fehlen des Reflexes oder abgeschwächte Auslösbarkeit ist mit Störungen im Bereich des spinalen Konus und der Kauda verbunden.

## 4.4 Untersuchung der Hirnnerven

U4–U9

Das schrittweise Überprüfen des Hirnnervenbereiches scheint dem Untersucher gewissermaßen zwangsläufig ein schematisches Vorgehen aufzuerlegen. Doch gilt auch hier, daß die Entscheidung über die Reihenfolge und das Untersuchungsausmaß vom Diagnoseerfordernis bestimmt werden.

Bereits während des Kontaktes mit dem Kind zeigen sich eventuell vorhandene Störungen beispielsweise in einer Asymmetrie der Mimik (in motorischer Ruhe bzw. verstärkt bei affektiver Äußerung), in Augenmotilitätsstörungen oder in Sprachauffälligkeiten. Die systematische Untersuchung wird dann bei diesen Auffälligkeiten beginnen und je nachdem weitere oder alle Hirnnerven einbeziehen. Grundsätzlich sind Affektionen im Hirnnervenbereich in jedem Alter möglich, die Untersuchung wird jedoch im klassischen Sinne von Abläufen bestimmt, die z. B. im Säuglingsalter wegen mangelnder Rückkopplung nichts bringen. Doch läßt sich auch in diesen Fällen durch Beobachtung des Verhaltens gewissermaßen indirekt die erforderliche Aussage treffen. Somit wird mit der nachfolgenden Beschreibung der Untersuchung der 12 Hirnnerven eine Grundlage für alle Altersperioden gegeben, die bedarfsweise hinsichtlich der Reaktionsauslösung zu variieren ist.

## Hirnnerv I – N. olfactorius

**Allgemeines:** Der I. Hirnnerv wird von einem vorgeschobenen Anteil des Endhirns (Telenzephalon) gebildet, von dessen Bulbi die Fila olfactoria durch das Siebbein zur Riechschleimhaut ziehen. Die Funktionsfähigkeit dieses Nerven wird mittels Riechstoffen überprüft. Eine entsprechende Kooperabilität ist Voraussetzung für diese Untersuchung.

### Riechprüfung

**Ausführung:** Dem Kind wird erklärt, daß es nach wechselseitigem Verschluß eines Nasenloches durch Druck auf einen Nasenflügel den aus der vorgehaltenen Riechflasche entströmenden Geruch bestimmen soll. Als Riechstoffe werden Seifenlösung, Pfefferminzöl oder Vanille benutzt.

**Bemerkungen:** Am sichersten ist die Aussage einer ein- oder beidseitigen Anosmie (fehlendes Geruchsempfinden); dagegen ist die Angabe einer Hyposmie (vermindertes Geruchsempfinden) im Kindesalter sehr vage und damit kaum verwertbar.

Zu beachten ist, daß bei einem Infekt der oberen Luftwege über Wochen ein Geruchsverlust beobachtet werden kann. Bei fronto-basalen Hirnkontusionen mit Siebbeinfraktur besteht die Gefahr des Abscherens der Fila olfactoria mit sich daraus ergebender ein- oder beidseitiger Anosmie. Einen langsam progredienten Riechverlust verursachen Tumoren der Olfaktoriusrinne (Meningeome) und der angrenzenden Hirnareale (z. B. Kraniopharyngeom), die je nach Sitz und Ausdehnung der Raumforderung neben den Geruchsstörungen auch Geschmacksveränderungen, Persönlichkeitsauffälligkeiten und Sehstörungen aufweisen.

Bei Kindern diabetischer Mütter ist bei Vorliegen eines ventralen Induktionsdefektes eine Bulbus olfactorius-Agenesie beschrieben.

## Hirnnerv II – N. opticus

**Allgemeines:** Es handelt sich beim N. opticus um einen nach vorn ausgestülpten Zwischenhirnanteil, der als einziger Hirnabschnitt am Augenhintergrund von außen einsehbar ist.

Die Untersuchung des Augenhintergrundes sollte auf jeden Fall von einem Augenarzt ausgeführt werden, um die Ergebnisse der Funduskopie, Visusprüfung und Gesichtsfeldbestimmung für die exakte Gesamteinschätzung der vorliegenden neurologischen Störung verwerten zu können.

Einfache orientierende Untersuchungen sind jedoch bei jeder Untersuchung des Kindes durchführbar und gestatten zumindest eine Basisbewertung (Visus- und Gesichtsfeldeinschätzung).

## Visuseinschätzung

**Ausführung:** Im Untersuchungszimmer aufgehängte Bilder – bei Schulkindern sind die Sehprobentafeln zu verwenden – werden benutzt, um vom Kind zunächst die größeren und zunehmend die kleineren Elemente benennen zu lassen.

**Bemerkungen:** Eine Grobdifferenzierung ergibt sich aus dem Vergleich mit den vom Untersucher gesehenen Einzelheiten. Auch aus der Beobachtung des spielenden Kindes sind Schlüsse hinsichtlich seines Visus zu ziehen, wenn man die vom Kind ganz spontan eingenommene Entfernung der Spielgegenstände zu den Augen berücksichtigt.

## Gesichtsfeldeinschätzung – Konfrontationsmethode nach Donder

**Ausführung:** Kind und Untersucher sitzen einander im Abstand von ca. 1 m gegenüber. Das Kind wird aufgefordert, nur die Augen des Untersuchers zu fixieren und anzugeben, wann ein Gegenstand von ihm im Blickfeld wahrgenommen wird. Nach wechselseitigem Abdecken der Augen fährt der Untersucher mit dem außerhalb des Gesichtsfeldes gehaltenen Reflexhammerkopf langsam von außen und innen, von oben und unten in das „gemeinsame" Gesichtsfeld.

**Bemerkungen:** Im direkten Vergleich mit dem eigenen Sehfeld kann der Untersucher das Gesichtsfeld des Kindes beurteilen. Der Augenarzt objektiviert die Gesichtsfeldausfälle mit dem Perimeter.

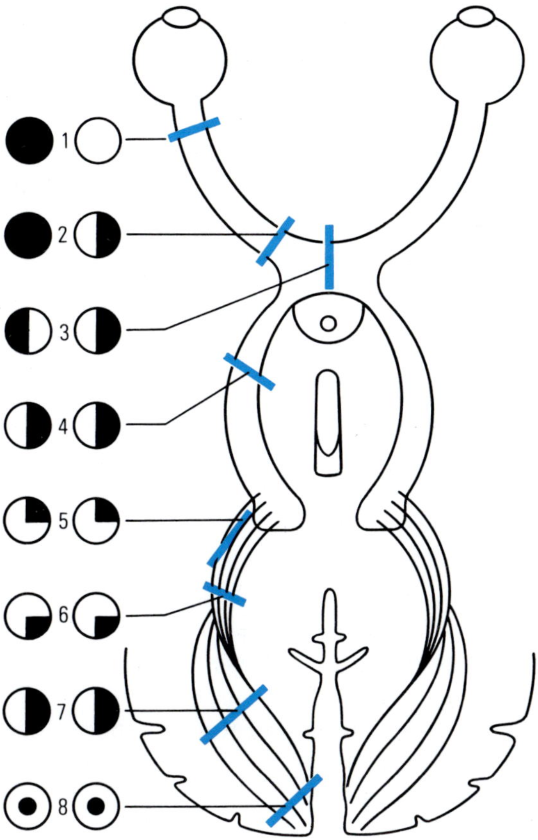


| Läsion der Sehbahn | Anatomische Strukturen |
|---|---|
| 1 | N. opticus |
| 2 | chiasmanahe Läsion |
| 3 | Chiasma N. optici |
| 4 | Tractus opticus |
| 5 | Corpus geniculatum laterale (vordere Schlinge der Sehstrahlung — MEYER) |
| 6 | innerer Anteil der Sehstrahlung |
| 7 | Mitte der Sehstrahlung (GRATIOLET) |
| 8 | Okzipitalpol |

**Abbildung 40:**
Topische Beziehungen bei der Bewertung der Gesichtsfeldprüfung.

Klinische Bezeichnung bei einseitiger Schädigung der Sehbahn entsprechend den in Abbildung 40 dargestellten typischen Beziehungen: 1 = homonyme Amaurose, 2 = homonyme Amaurose mit kontralateraler temporaler Hemianopsie, 3 = bitemporale Hemianopsie (zentraler Chiasmaanteil) oder binasale Hemianopsie (lateraler Chiasmaanteil), 4 = homonyme Hemianopsie, 5 = obere homonyme Quadrantenanopsie, 6 = untere homonyme Quadrantenanopsie, 7 = homonyme Hemianopsie, 8 = homonyme hemianopische Zentralskotome.

## Hirnnerv III – N. oculomotorius

**Allgemeines:** Dieser Hirnnerv ist bei einer Schädigung anhand von Ptosis, gestörten Augenfolgebewegungen und/oder eingeschränkter Pupillomotorik zu erkennen. Der III. Hirnnerv versorgt motorisch den M. levator palpeprae (Heben des Oberlides), M. rectus superior (Kranialbewegung des Auges), M. rectus inferior (Kaudalbewegung des Auges), M. obliquus inferior (Elevation und Abduktion des Auges) und parasympathisch den M. sphincter pupillae (Verengung der Pupille).

Die bei Lähmung der Muskeln entstehenden Doppelbilder werden vom Kind kompensatorisch durch Kopfneigung und Reklination des Kopfes ausgeglichen (bei Lähmung des M. rectus superior Neigung des Kopfes zur gesunden Seite und bei Lähmung des M. obliquus inferior sowie des M. rectus inferior Neigung des Kopfes zur betroffenen Seite).

Bei einer Schädigung des III. Hirnnerven ist zu unterscheiden zwischen einer

- Ophthalmoplegia externa (Abb. 41)
  mit Ptosis und Parese der äußeren Augenmuskeln und einer
- Ophthalmoplegia interna
  mit Mydriasis (Lähmung der parasympathisch innervierten M. ciliaris und M. sphincter pupillae)
- bzw. einer kompletten Okulomotoriusparese bei Kombination einer Ophthalmoplegia interna und externa.

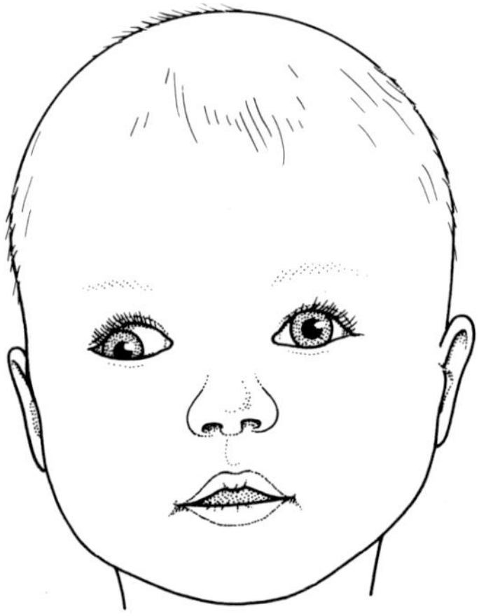

**Abbildung 41:**
Aussehen bei einer Ophthalmoplegia externa rechts ohne eine Heberparese.

## Augenmotilitätsprüfung

**Ausführung:** Der Untersucher fordert das Kind auf, zunächst mit beiden Augen, danach getrennt für jedes Auge die Reflexhammerspitze zu fixieren und deren Bewegung nach oben und unten sowie nach medial und schräg nach kranial-laterial zu verfolgen.

**Bemerkungen:** Die Folgebewegungen werden durch den Untersucher bis an die äußere Begrenzung registriert. Bei Einengung der Bewegung wird das Kind nach eventuellem Doppeltsehen des vorgehaltenen Gegenstandes befragt. Grundsätzlich kommt es zu einer Verstärkung von Doppelbildern (Diplopie), wenn der Blick in die Richtung des gelähmten Muskels geführt wird.

## Pupillen-Reflex

**Synonyma:** Licht-Reaktion, Licht-Reflex

**Auslösung:** Vor der Auslösung des Pupillen-Reflexes hat sich der Untersucher über die Weite der Pupillen (gleichweit oder seitendifferent; eng, mittelweit oder weit) zu orientieren. Unter Abdecken jeweils eines Auges wird wechselseitig das freie Auge dem gebündelten Licht einer Pupillenprüflampe ausgesetzt.

**Reaktion:** Auf direkten Lichteinfall verengt sich die Pupille durch Kontraktion des M. sphincter pupillae *prompt* und *ergiebig*.

**Bemerkungen:** Abweichende Reaktionen sind

- keine Reaktionen der Pupillen
  (bei amaurotischer Pupillenstarre und bei innerer Okulomotoriusparese)
- geringgradige tonische Erweiterung der Pupillen
  (Adie-Syndrom verbunden mit einer Areflexie über den unteren Extremitäten)
- entrundete, sich verengende Pupillen
  (Argyll-Robertsonsche reflektorische Pupillenstarre)

Indirekt reagiert die nicht dem Licht ausgesetzte Pupille mit einer etwa gleichstarken Pupillenkontraktion, was als konsensuelle Reaktion bezeichnet wird.

Bei der einseitig amaurotischen Pupillenstarre findet sich keine direkte Lichtreaktion, indirekt reagiert das amaurotisch blinde Auge jedoch auf Lichtreizeinwirkung über dem gesunden Auge.

## Konvergenz-Reaktion

**Auslösung:** Das Kind wird aufgefordert, die Reflexhammerspitze oder einen kleinen Gegenstand mit beiden Augen intensiv anzuschauen, der dann vom Untersucher langsam auf die Nasenmitte zu bewegt wird.

**Reaktion:** Es kommt zu einer deutlichen Verengung beider Pupillen.

**Bemerkungen:**
- Auch bei der amaurotischen Pupillenstarre ist die Konvergenz-Reaktion beidseits erhalten.
- Ausgeprägte beiderseitige Verengung der entrundeten Pupillen beim Argyll-Robertson-Phänomen.
- Erweiterung der Pupille auf der Lähmungsseite des M. spincter pupillae und Verengung auf der gesunden Seite.
- Verengung auf der gesunden Seite und keine Reaktion auf der betroffenen Seite beim Adie-Syndrom.

**Lähmungsmuster der Augenmuskeln des N. oculomotorius:**
*Ausfall des M. rectus internus:* Das betroffene Auge zeigt nach temporal.

*Ausfall des M. rectus superior:* Das Auge zeigt nach unten und gering nach temporal (Lidspalte eine Spur enger), bei einer Abduktion des Auges verstärkt sich die Elevation, die beim adduzierten Auge kaum hervortritt.

*Ausfall des M. rectus inferior:* Das Auge zeigt nach oben und leicht nach temporal (die Lidspalte ist eine Spur verengt).

*Ausfall des M. obliquus inferior:* Das Auge ist in seiner Lidachse nach unten und leicht nach außen gerichtet, verstärkte Elevation beim adduzierten, jedoch kaum beim abduzierten Auge.

*Ausfall des M. levator palpeprae:* Zeigt sich in einer *Ptose* (unterschiedlich ausgeprägtes Hängen des Oberlides); differentialdiagnostisch sind zu berücksichtigen eine

- kongenitale Lidptose
- kongenitales Horner-Syndrom (bestehend aus Miosis, Enophthalmus, Ptosis und Schweißsekretionsstörungen)
- Horner-Syndrom kombiniert mit einer unteren Armplexusparese (zumeist auf geburtstraumatischer Grundlage mit einer Anisochromie, wobei die hellere Iris der pathologischen Seite zuzuordnen ist)
- Marcus-Gunn-Zeichen charakterisiert durch eine Ptose, die beim Mundöffnen aufgrund einer anormalen Verbindung zwischen den Okulomotorius- und Trigeminuskernen wieder verschwindet
- Duane-Syndrom mit einer Ptosis, die beim Seitwärtsblicken aufgrund einer Fehlverbindung zwischen Abduzens- und Okulomotoriuskernen entsteht.

Eine beiderseitige Ptose findet sich als

- kongenital ausgeprägte Form (oftmals familiär gehäuft) und nicht progredient verlaufend
- eine weitere angeborene Form der Ptose bei der Dystrophia myotonica Steinert (von Geburt an eine leichte Ptose, Facies myopathica und auffällig verzögerte motorische Entwicklung)
- eine sich langsam progredient entwickelnde Ptose; beinhaltet das Kearns-Sayre-Syndrom im Rahmen einer mitochondrialen Stoffwechselstörung; außerdem beim Fisher-Syndrom (im Sinne einer gestörten Bulbusmotilität), hier zusätzlich verbunden mit einer Fazialisparese, Augenmotilitätsstörungen und Pupillenanomalien sowie Areflexie, Ataxie und erhöhtem Liquoreiweiß.

## Hirnnerv IV – N. trochlearis

**Allgemeines:** Dieser Hirnnerv innerviert den M. obliquus superior. Ein Ausfall führt beim Geradeaussehen im betroffenen Auge zu einer Verschiebung des Bulbus nach kranial und gering nach medial.

**Prüfung der Funktion:** Das Kind wird aufgefordert, die Spitze des Reflexhammers zu fixieren. Bei Führen des fixierten Gegenstandes nach kaudal folgt der Bulbus nur begrenzt und bleibt nach medial gerichtet hängen, bei Medialführung auf der Lähmungsseite weicht der Bulbus nach nasal und kranial gegenüber dem gesunden, lateral gewendeten Bulbus ab. (Abb. 42).

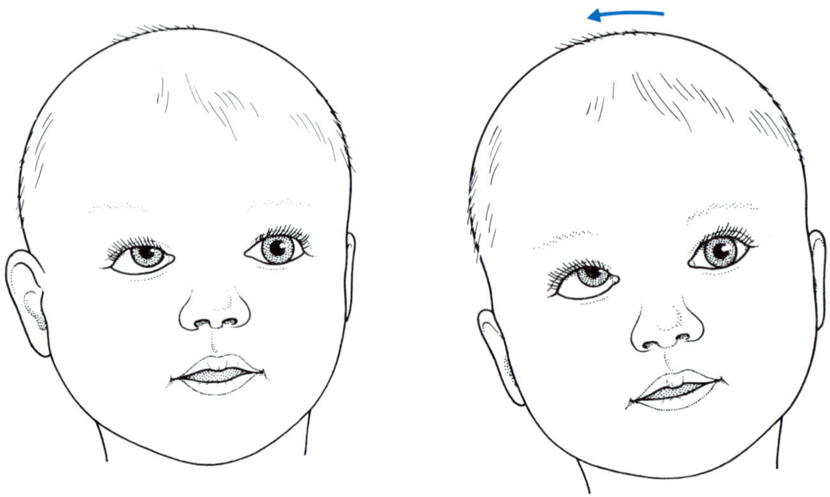

**Abbildung 42:**
Das linke Bild zeigt die Augenstellung bei einer rechtsseitigen Trochlearisparese. Wird das Kind aufgefordert, den Kopf zur Lähmungsseite zu neigen, so weicht der Bulbus nach nasal und oben ab (sog. positives Bielschowsky-Zeichen).

**Bemerkungen:** Das Kind umgeht die Doppelbilder, indem es den Kopf zur gesunden Seite neigt, was als Torticollis fehlgedeutet werden kann. Im täglichen Ablauf sind besonders das Bücherlesen erschwert und das Treppensteigen gestört.

## Hirnnerv V – N. trigeminus

**Allgemeines:** Der ehemals 1. Kiemenbogennerv besteht aus einem sensiblen afferenten und einem motorischen efferenten Anteil; außerdem werden die peripheren Äste von sympathischen und parasympathischen Fasern begleitet. Der motorische Teil versorgt die Kaumuskeln (Mm. masseter, temporalis, pterygoidei, mylohyoideus und digastricus), die bei einer Lähmung zum seitlichen Abweichen des Unterkiefers führen (Monoplegia masticatoria).

**Sensible Versorgung des Gesichtsbereiches:** Der sensible Teil des Nerven gliedert sich in 3 Äste ($V_1$–$V_3$). Die Differenzierung der sensiblen Versorgung des Gesichts wird zwischen der peripher-sensiblen Versorgung und seitens supranukleärer Bezirke unterschieden. (Abb. 43).

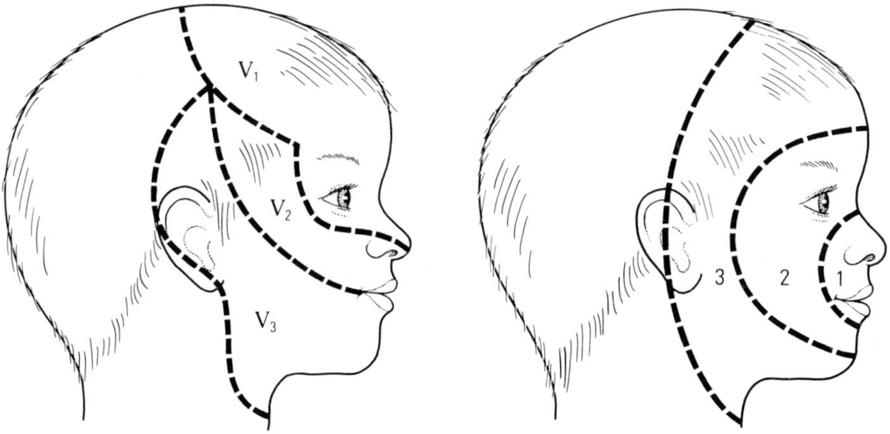


Periphere sensible Areale des V. Hirnnerven

Zentrale sensible Areale (Sölder'sche Linien)

**Abbildung 43:**
Die obere Abbildung zeigt die vom V. Hirnnerven versorgten Gesichtsareale, dagegen wird mit den Sölderschen Linien die zentrale sensible Versorgung markiert.

## Korneal-Reflex

**Auslösung:** Mit der ausgezogenen Spitze eines Wattetupfers wird von seitlich die Kornea außerhalb des Pupillenabschnitts berührt. (Abb. 44).

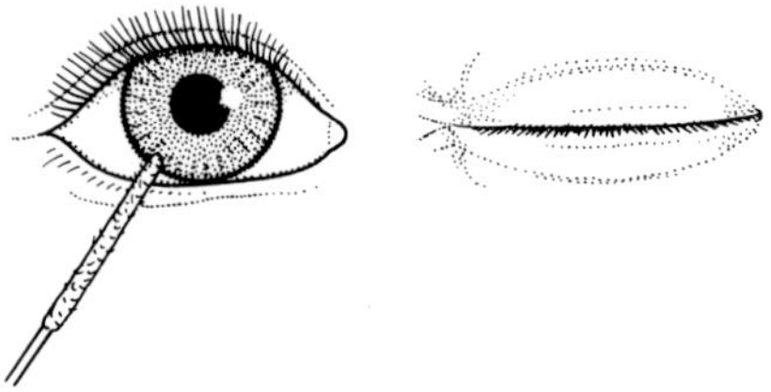

**Abbildung 44:**
Die auf Berührungsreize sehr empfindliche Kornea reagiert sofort mit einem Lidschluß.

**Reaktion:** Es zeigt sich ein prompter reflektorischer Lidschluß durch Kontraktion des M. orbicularis oculi.

**Bemerkungen:** Der Korneal-Reflex wird im Seitenvergleich bezüglich seiner Auslösbarkeit bei fehlender oder abgeschwächter Form als pathologisch gewertet.
Ein Fehlen ist möglich

- bei einer Fazialisparese
- bei Hornhautaffektionen
- bei kontralateraler Pyramidenbahnläsion
- auf beiden Seiten im Koma

(in sehr seltenen Fällen gibt es auch konstitutionell eine fehlende Reaktivität).

## Masseter-Reflex

**Auslösung:** Ein leichter Schlag mit dem Reflexhammer wird auf den Finger des Untersuchers geführt, der leicht über das Kinn gelegt wurde. (Abb. 45).

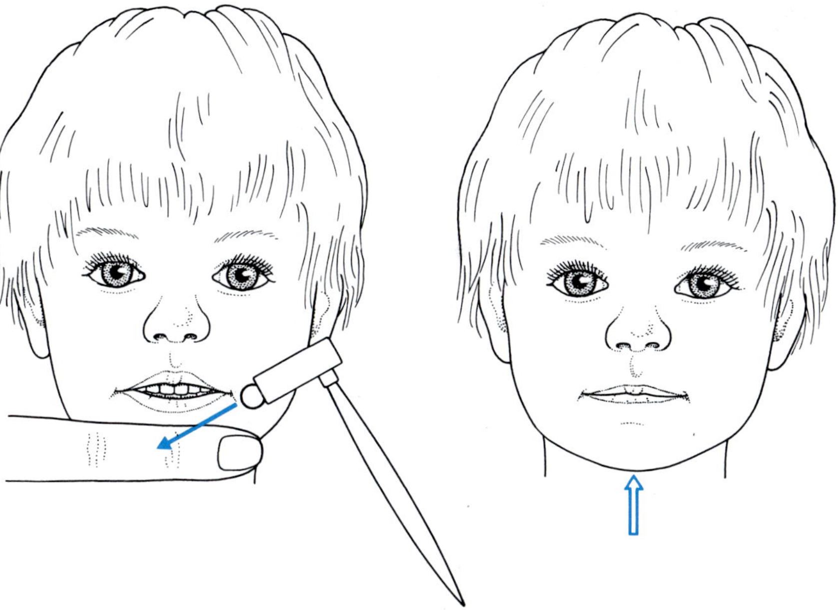

**Abbildung 45:**
Der zuvor durch den aufgelegten Finger leicht geöffnete Mund schließt sich prompt nach einem kurzen Reflexhammerschlag auf den Finger.

**Reaktion:** Eine kurze Kontraktion der Masseteren führt zu einem Anheben des Unterkiefers; bei einer schwachen Reflexantwort kann die Kinnbewegung noch mit dem aufgelegten Finger verspürt werden.

**Waltezeit:** Hält zeitlebens an.

**Bemerkungen:** Eine verstärkte Reaktion zeigen hyperexzitable Kinder; eine fehlende Auslösbarkeit findet sich wegen der Lokalisation des Trigeminus-Kerngebietes in der Pons bei Stammhirnläsionen oder bei den sehr seltenen Affektionen des N. trigeminus in seinem peripheren Verlauf (insgesamt kommt diesem Reflex eine geringe Diskriminationsfähigkeit zu, weil er erfahrungsgemäß sehr stabil ist).

## Hirnnerv VI – N. abducens

**Allgemeines:** Dieser Nerv, der einen sehr langen intrakraniellen Verlauf hat, innerviert den M. rectus lateralis und dient damit der Augenfolgebewegung. Bei einseitigem Ausfall wird der betroffene Bulbus durch das Übergewicht des M. rectus medialis nach nasal gezogen. Das Kind versucht die Doppelbilder durch Kopfwenden in die Richtung des gelähmten Muskels auszugleichen. Eine Schädigung des N. abducens gehört zu den häufigsten neurogenen Augenstörungen. (Abb. 46).

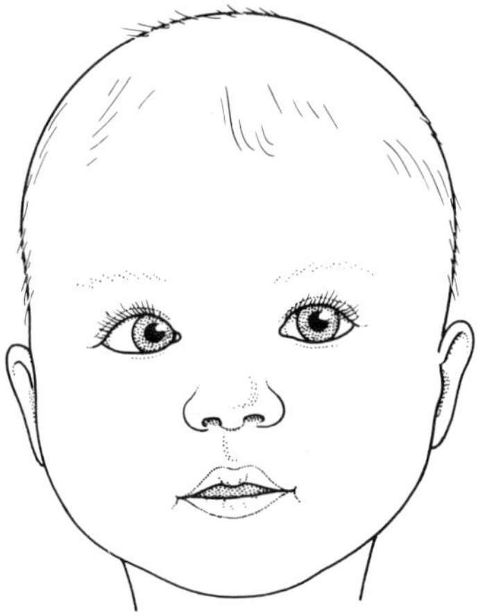

**Abbildung 46:**
Der rechtsseitig gelähmte N. abducens führt das Auge nach nasal und bewirkt auf diese Weise das Lähmungsschielen.

**Nachweis der Störung:** Das Kind wird aufgefordert, mit beiden Augen die Spitze des Reflexhammers zu fixieren. Bei Bewegen des Reflexhammers in die Richtung der Lähmung bleibt das Auge nahe der Mittelstellung stehen, während alle anderen Bewegungsrichtungen ungestört sind.

**Bemerkungen:** Oft ist dieser Nerv wegen seines langen extrakraniellen Verlaufes bei allen Varianten einer intrakraniellen Raumforderung betroffen und im unspezifischen Sinne als Warnzeichen anzusehen (Ponsgliome gehen gelegentlich mit beidseitiger Abduzensparese einher).

## Hirnnerv VII – N. facialis

**Allgemeines:** Dieser ehemals 2. Kiemenbogennerv enthält vor allem motorische und nur wenige sensible Fasern (N. intermedius); daneben laufen über kurze Abschnitte noch parasympathische Fasern im Nerven mit.

Das motorische Kerngebiet liegt in der Brückenhaube ventral und lateral des Abduzenskerns; seine Fasern umschlingen diesen Kern beim Absteigen zur Austrittsstelle am Kleinhirnbrückenwinkel (inneres Fazialisknie).

Das Kerngebiet des N. facialis besteht aus einem oberen Fazialiskern (zentrale Versorgung durch das motorische Rindenzentrum beider Hemisphären) und einem unteren Fazialiskern (Innervation nur durch die entsprechende kortikale Rindenregion der gegenseitigen Hemisphäre).

Der N. facialis innerviert die Gesichtsmuskulatur, den M. stylohyoideus und den hinteren Bauch des M. digastricus; sensorisch wird durch ihn das Geschmacksempfinden über den vorderen $^2/_3$ der Zunge weitergeleitet und sensibel ein Teil des äußeren Gehörganges versorgt. (Abb. 47).

**Abbildung 47:**
Die Abbildung zeigt eine komplette rechtsseitige periphere Fazialisparese mit verstrichener Stirnfalte, erweiterter Lidspalte, verstrichener Nasolabialfalte und herabhängendem Mundwinkel.

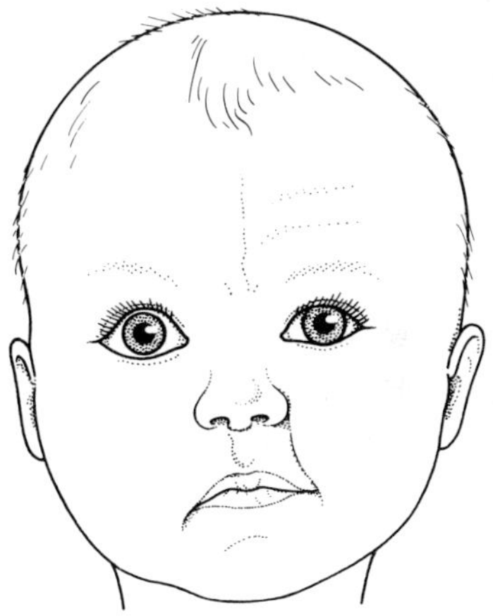

**Prüfung der Funktion:** Das Kind wird – wenn es ausreichend kooperabel ist – aufgefordert, die Zähne zu zeigen, die Wangen aufzublasen, zu pfeifen, die Nase zu rümpfen, die Augen ganz fest zu verschließen und die Stirn zu runzeln. Wenn das Kind keine Kooperabilität zeigt, so genügt die intensive Beobachtung der Mimik hinsichtlich auffälliger Seitendifferenzen beim Lachen, Lächeln, Weinen oder Schreien.

Der Geschmack wird durch wechselseitiges Auftragen einer Testlösung mit einem Stieltupfer geprüft; es werden die Qualitäten süß (Zuckerlösung), sauer (Zitronensaft), salzig (NaCl-Lösung) und bitter (chininhaltige Lösung) überprüft. Wichtig ist die Klärung einer deutlichen Seitendifferenz.

**Bemerkungen:** Wir unterscheiden bei Differenzen der Innervation der Gesichtsmuskeln zwischen einer *zentralen Fazialisparese* mit bevorzugtem Befall der Mundpartie (verstrichene Nasolabialfalte, hängender Mundwinkel) hervortretend bei mimischer Innervation (Lächeln, Zähne zeigen) ohne Betroffensein des Stirnastes und einer *peripheren Fazialisparese* mit auch spontan auffälliger Lidschlußstörung (verminderter oder fehlender Orbicularis oculi-Reflex), ausdrucksloser Mimik, fehlendem Stirnrunzeln und hängendem Mundwinkel auf der Lähmungsseite. Bei Aufforderung zum Lidschluß bleibt das Auge der gelähmten Seite offen (Lagophthalmus) und die physiologische Drehung des Auges nach oben und temporal (Bellsches Phänomen) wird deutlich sichtbar.

Eine beiderseitige periphere Fazialisparese zeigt sich in einem ausdruckslosen Maskengesicht.

Aus der Kenntnis des Nervenverlaufes kann unter Berücksichtigung der abgehenden Versorgungsäste die gestörte Strecke des Nerven eingegrenzt werden (Tabelle 1).

**Tabelle 1:**
**Topische Zuordnung bei Schädigungen im Fazialisverlauf**

| Schädigung liegt | Folge |
|---|---|
| Distal des Foramen stylomastoideum | eine rein motorische Lähmung der gesamten mimischen Muskulatur |
| Proximal des Austretens der Chorda tympani | zusätzlich Speichelsekretions- und Geschmacksstörungen |
| Proximal des Abgangs des N. stapedius | zusätzlich Hyperakusis |
| In Höhe des Gangl. geniculi und darüber | zusätzlich gestörte Tränensekretion |

Als Ursachen für eine Fazialisparese werden neben der geburtstraumatischen Schädigung, gelegentlich eine Infektion (Borreliose, Herpes zoster), in sehr vielen Fällen jedoch keine gesicherte Genese (sog. idiopathische Form) gefunden. Bei einer Kernaffektion kann der gleichseitige Nachweis einer Abduzensparese lokalisatorisch zur Klärung beitragen. Angeborene Kernaplasien zeigen eine komplette, therapeutisch wenig beeinflußbare, periphere Fazialisparese.

Von der Fazialisparese (zentrale Form) ist eine einseitige angeborene Hypoplasie des M. orbicularis oris abzutrennen. Durch Palpation kann die sehr schwach angedeutete Muskulatur unter dem Lippenrot im Vergleich zur Gegenseite gesichert werden, auch diese Anomalie geht mit einer Gesichtsasymmetrie beim Schreien einher.

## Hirnnerv VIII – N. stato-acusticus

**Synonym:** N. vestibulo-cochlearis

**Allgemeines:** Dieser Nerv leitet die sensorischen Qualitäten für das Hören (Pars cochlearis) und das Gleichgewicht (Pars vestibularis). Das Hörvermögen wird nach Eintreffen des Schalls am Trommelfell und der Leitung mittels der 3 Gehörknöchelchen über die Hörzellen des Corti-Organs den Nuclei cochleares ventralis und dorsalis (im Pedunculus cerebellaris inferior gelegen) durch Vermittlung der zentralen Hörbahn gewährleistet. Das Gleichgewichtsempfinden wird von den Sinneszellen der 3 Bogengänge sowie den Maculae von Sacculus und Utriculus vermittelt und – verbunden mit der Hörbahn – zum Rautenhirn (Nucl. vestibulares) und Kleinhirn (hauptsächlich Nodulus und Lobus flocculus) weitergeleitet.

Die Prüfung des Hörvermögens und des Gleichgewichtsempfindens fällt nur in einer groben Übersichtsbeurteilung an den Neurologen. Die HNO-Ärzte sollten mit ihrer ausgefeilten Technik unbedingt in die Untersuchung konsiliarisch einbezogen werden.

In diesem Rahmen seien nur der wenig aufwendige Versuch nach Rinne und Weber sowie die Nystagmusprüfung angeführt. Die Prüfung des Gleichgewichtsempfindens, das von einer ganzen Reihe zentralnervöser Strukturen getragen wird, ist in einem kurzen eigenen Kapitel abgehandelt.

### Weber-Versuch

Er dient der Lateralisierung von Schalleitungsstörungen.

**Ausführung:** Beim Kind wird vom Untersucher über der Stirnmitte zur Haargrenze hin das Fußstück der angeschlagenen Stimmgabel aufgesetzt und erfragt, über welcher Seite der Ton lauter oder länger anhaltend empfunden wird.

**Reaktion:** Normalerweise wird vom Kind der gehörte Ton über beiden Ohren als gleichlaut und gleichlang empfunden.

**Bemerkungen:** Bei Vorliegen einer Schalleitungsschwerhörigkeit mit eingeschränkter Hörfähigkeit wird der lautere Ton zum erkrankten Ohr lateralisiert.

Ursachen für eine Schalleitungsschwerhörigkeit können z. B. Fremdkörper, Trommelfelldefekte, Entzündungen (Otitis media) oder ein Tumor (Cholesteatom) sein.

Beim Akustikusneurinom sind in Abhängigkeit vom Wachstumsstadium des Tumors im Kleinhirnbrückenwinkel auch andere Hirnnerven betroffen (Hirnnerven VII, VI sowie $V_{1,2}$).

## Rinne-Versuch

Er dient der Prüfung der Knochenleitung und der Luftleitung des Schalles zur Differenzierung zwischen Schalleitungs- und Perzeptionsschwerhörigkeit.

**Ausführung:** Die zuvor durch Anschlagen in Schwingungen versetzte Stimmgabel wird mit dem Fußstück wechselseitig auf dem Mastoid des Kindes aufgesetzt; wenn kein Ton mehr wahrgenommen wird, führt der Untersucher die noch schwingende Stimmgabel an das Ohr des Kindes (Luftleitung).

**Reaktion:** Ist das Gehör des Kindes ungestört (Rinne positiv), so wird der Ton am Ohr etwa doppelt so lange wie über der Knochenleitung empfunden.

**Bemerkungen:** Bei Vorliegen einer Schalleitungsstörung ist die „Luftleitung“ (Rinne negativ) verkürzt.

Bei einer Schallempfindungsstörung (Perzeptionsschwerhörigkeit) ist der Rinne-Versuch positiv, jedoch wird der Schall im Weber-Versuch auf die gesunde Seite lokalisiert. Ursachen einer Perzeptionsschwerhörigkeit sind Felsenbeinfrakturen, toxische (Zytostatika, Aminoglykoside), metabolische (Hyperthyreose) und infektiöse Störungen.

## Nystagmusformen

**Allgemeines:** Unter Nystagmus versteht man unwillkürliche rhythmische Bulbusbewegungen. Dabei wird vom Untersucher registriert, in welche Richtung der Nystagmus gerichtet ist (horizontal, vertikal, rotatorisch), wann er auftritt (Spontannystagmus) und in welche Komponenten er zerfällt (schnelle Komponente wird zur Bezeichnung der Richtung verwendet; ein nach beiden Seiten gleichmäßig ausschlagender Nystagmus ist ein Pendelnystagmus: Ein völlig irregulär ablaufender Nystagmus ist ein Opsoklonus, der beispielsweise bei Kleinhirnläsionen gesehen wird).
Wir unterscheiden beim Kind einen

- kongenitalen Nystagmus mit richtungswechselnden Pendelausschlägen und Verstärkung beim Fixieren
- dissoziierten Nystagmus, der sich über dem abduzierten Auge verstärkt zeigt (bei einer Opthalmoplegie als Begleitsymptom möglich)
- muskelparetischen Nystagmus im Rahmen einer Augenmuskellähmung mit einem unregelmäßigen Nystagmus seitens des gesunden Auges in der Blickrichtung des gelähmten Augenmuskels
- blickparetischen Nystagmus, der in langsamen Ausschlägen beim Blick zur Herdseite (bei pontinen Herden) oder zur Gegenseite (bei kortikalen Herden) in Gang kommt
- vertikalen Nystagmus im Rahmen von Kleinhirnerkrankungen in Form eines Blickrichtungsnystagmus, eines isolierten Up beat- oder Down beat-Spontannystagmus verbunden mit gerichteter Fallneigung, Ataxie und Dysarthrie
- Nystagmus alternans mit einem horizontal gerichteten Spontannystagmus, der periodisch seine Richtung wechselt und im Zusammenhang mit Hirnstammläsionen auftritt
- sog. ocular bobbing; charakteristisch für Ponsschädigungen, mit einer raschen, nach kaudal gerichteten Komponente bei horizontaler Blickparese
- retraktorischen Nystagmus im Rahmen des Parinaud-Syndroms (gekennzeichnet durch eine vertikale Blickparese nach oben, Konvergenzschwäche und Pupillenstörungen beim Druck auf die obere Vierhügelplatte z. B. bei einem Verschlußhydrozephalus) mit rhythmischen Ausschlägen bei Versuch der Konvergenzreaktion

- Schaukelnystagmus (auch See-saw-Nystagmus genannt) bei Zwischenhirnläsionen mit einem vertikalen Pendeln sowie Beimengung einer rotatorischen Komponente.

**Bemerkungen:** Ein Nystagmus, der in Endstellrichtung mehr oder weniger erschöpflich auftritt, ist ohne klinisch relevante Bedeutung, ebenso der als physiologisch angesehene optokinetische Nystagmus, der beim Fixieren eines sich bewegenden Gegenstandes auftritt (sog. Eisenbahn-Nystagmus).

## Hirnnerv IX – N. glossopharyngeus

**Allgemeines:** Dieser ehemalige 3. Kiemenbogennerv führt motorische, sensible und parasympathische Nervenfasern.

Seine parasympathischen Fasern versorgen die Parotis, die sensiblen Nervenfasern des hinteren Drittels der Zunge, die Schleimhaut um die Gaumenmandelregion, die hintere und seitliche Rachenwand sowie Tube und Paukenhöhle.

Motorisch innerviert der IX. Hirnnerv den oberen Anteil der Pharynxmuskulatur.

**Nachweis der Störung:** Mit einer Sondenspitze (Ernährungssonde) wird die hintere Rachenwand des Kindes unter Sicht zunächst zart, dann deutlich berührt.

**Reaktion:** Bei der Berührung wird sofort eine heftige Schluck- und Würgereaktion ausgelöst.

**Bemerkungen:** Der sensible Anteil kann bei Tonsillektomie, Tonsillarabszessen und vor allem bei Hirnstammtumoren (hierbei selten isoliert) betroffen sein.

Der motorische Anteil ist sehr eng mit dem N. vagus im Plexus pharyngeus verflochten, so daß eine isolierte Störung in diesem muskulären Abschnitt nicht zu einem Ausfall der motorischen Funktion führt.

## Hirnnerv X – N. vagus

**Allgemeines:** Es handelt sich um den ehemaligen 4. und 5. Kiemenbogennerven, der sensible, motorische und parasympathische Fasern mit sich führt. Der sehr weitläufig durch den Körper ziehende Nerv wird in einen Kopfteil, Halsteil, Brust- und Bauchteil untergliedert.

Sensibel werden vom N. vagus Abschnitte des Gehörganges, der Haut über der hinteren Ohrmuschel, des Trommelfells und der Kehlkopfbereich versorgt; ein R. meningeus zieht zur Dura mater der hinteren Schädelgrube.

Der parasympathische Anteil des N. vagus hat sehr weitverzweigte Kontrollfunktionen für das Herz und die Vasomotorik zahlreicher Gefäße.

Der motorische Teil zieht im Kopfbereich zur Muskulatur des Gaumens, Pharynx und Larynx.

Es besteht eine enge Verflechtung des N. vagus mit dem N. glossopharyngeus.

**Nachweis einer Störung:** Durch Inspektion des Rachenraumes sieht man bei einseitiger Lähmung das sog. Kulissen-Phänomen, das durch Verziehen der Uvula und des Gaumensegels nach der gesunden Seite entsteht, verstärkt beim Phonieren (ein anhaltendes „a" sprechen lassen) auffällig. (Abb. 48).

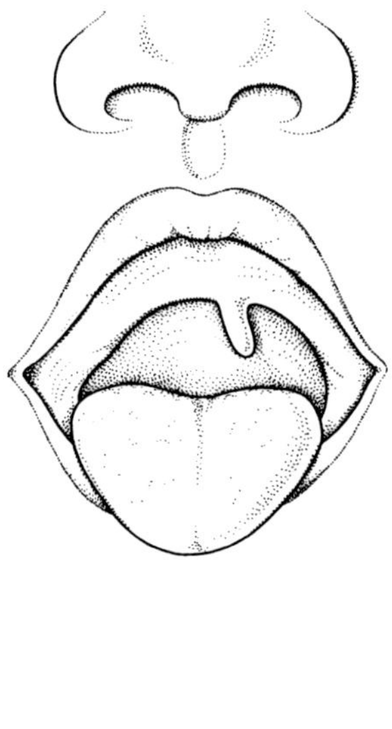

**Abbildung 48:**
Eine rechtsseitige Affektion des N. vagus in seinem Kopfteil zeigt bei der Inspektion des Rachens die Uvula zur gesunden Seite (also nach links) verzogen.

**Bemerkungen:** Eine einseitige Läsion kommt beispielsweise bei knöchernen Affektionen des kraniozervikalen Übergangs sowie bei Diphtherie vor. Eine beiderseitige Läsion bedeutet Stimmverlust (Aphonie) und durch eine Schlucklähmung (Dysphagie) bei Neigung zur Regurgitation mit Aspirationsgefahr eine lebensbedrohliche Situation.

Eine Läsion des N. recurrens – bei Operationen an der Schilddrüse oder im Mediastinalbereich gelegentlich zu beobachten – führt infolge einseitiger Stimmbandlähmung zu anhaltender Heiserkeit.

## Hirnnerv XI – N. accessorius

**Allgemeines:** Der rein motorische Nerv hat ein ausgedehntes Kerngebiet, das vom Segment $C_5$ bis zur Medulla oblongata reicht, er versorgt den M. sternocleidomastoideus und den oberen Anteil des M. trapezius. Phylogenetisch handelt es sich um einen Kiemenbogennerven, der aus dem N. vagus hervorgegangen ist.

**Prüfung der Funktion:** Das Kind steht aufrecht mit dem Rücken zum Untersucher, der es zum Heben der Schulter gegen Widerstand auffordert. Dann soll das Kind den Kopf gegen den Widerstand des Untersuchers nach vorn beugen und in beide Seitenrichtungen drehen.

**Bemerkungen:** Bei einseitigem Ausfall des N. sternocleidomastoideus wird der Kopf zur gesunden Seite geneigt und das Kinn zur gelähmten Seite gedreht gehalten, das Heben der Schulter, das Beugen und Drehen des Kopfes ist auf der Lähmungsseite nur schwach oder gar nicht auslösbar. Bei doppelseitiger Schädigung fällt der Kopf leicht nach hinten.

Die Lähmung des Trapeziusanteils läßt sich an einer tiefer stehenden Schulter und einer Scapula alata erkennen, die sich bei Streckung der Arme nach vorn verstärkt.

Als Ursache kommen Hirnstammtumor, Schädelbasisfrakturen oder Anomalien des kraniozervikalen Überganges in Frage.

## Hirnnerv XII – N. hypoglossus

**Allgemeines:** Von diesem Hirnnerven wird motorisch die gesamte Zungenmuskulatur versorgt. Bei einer Schädigung des peripheren Nerven ist mit Atrophien zu rechnen, die bei supranukleären Läsionen fehlen.

**Prüfung der Funktion:** Das Kind wird aufgefordert, bei geöffnetem Mund die Zunge so weit wie möglich gerade herauszustrecken. Bei einer Läsion des N. hypoglossus weicht die atrophische Zunge zur gelähmten Seite ab (Überwiegen des gesunden M. genioglossus). (Abb. 49).

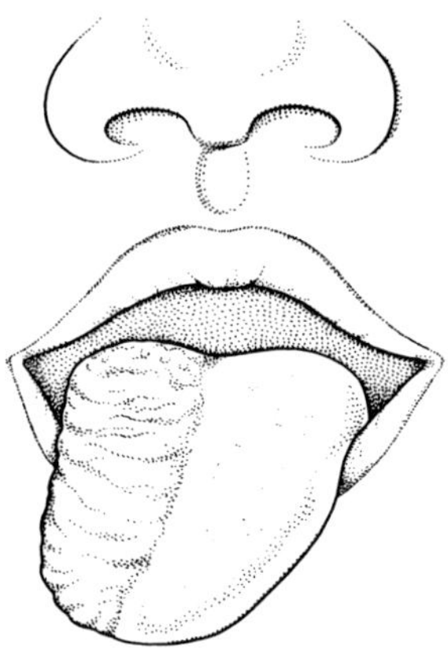

**Abbildung 49:**
Bei einer einseitigen Hypoglossuslähmung wird die Zunge zur gelähmten Seite hin herausgestreckt.

**Bemerkungen:** An den Zungenrändern und über der betroffenen Seite finden sich faszikuläre Zuckungen, die bei nukleärer Läsion des Nerven schon vor der Atrophieentwicklung zu sehen sind. Geringe Abweichungen sind nicht zu bewerten. Bei einer Fazialisparese kann durch Hängen des Mundwinkels und bei einer Trigeminusparese durch Verschiebung des Unterkiefers eine Zungenläsion vorgetäuscht werden. Es müssen dann mit den Fingern des Untersuchers diese Veränderungen ausgeglichen werden. Bei einer beidseitigen Hypoglossuslähmung bleibt die Zunge unbeweglich auf dem Zungengrund liegen.

Hauptursache einer Schädigung sind Tumoren der hinteren Schädelgrube, eine basale Meningitis oder ein Neurinom des Nerven.

# 4.5 Prüfung der Sensibilität

U8–U9

Bei neurologischen Untersuchungen wird sie sehr oft ausgelassen, weil sie ein vigilantes, kooperatives Kind voraussetzt und sich der Untersucher hierfür ausreichend Zeit lassen muß. Es werden nacheinander die Qualitäten

- Berührung
- Schmerz
- Temperatur
- Tiefensensibilität (Vibration, Lageempfinden, taktiles Zahlenerkennen) geprüft. (Abb. 50).

## Prüfung des Berührungsempfindens

Mit einem Wattetupfer wird dem Kind beidseitig über die gesamte Fläche des äußeren Armes gestrichen und anschließend verspürte Empfindungsunterschiede erfragt; auf diese Weise wird das Berührungsempfinden über Rumpf und über den Extremitäten einschließlich des Gesichtes geprüft.

Bei Auffälligkeiten wird das Verfahren wiederholt und die Grenze des geänderten Berührungsempfindens von beiden Seiten her – jeweils vom höher gelegenen und vom darunter liegenden Segment – eingeengt (die ermittelten Grenzen sollten mit einem Fettstift markiert werden).

Aufgrund der Verteilung der angegebenen Auffälligkeiten läßt sich – im Einklang mit einer möglichen zusätzlichen neurologischen Störung – das Verteilungsmuster in segmentale (Abb. 50) oder peripher vermittelte Störungen (Abb. 51) unterscheiden (taktile Hypästhesie oder Anästhesie).

Ein gesteigertes Berührungsempfinden tritt als sensibles Reizsyndrom auf (Hyperästhesie).

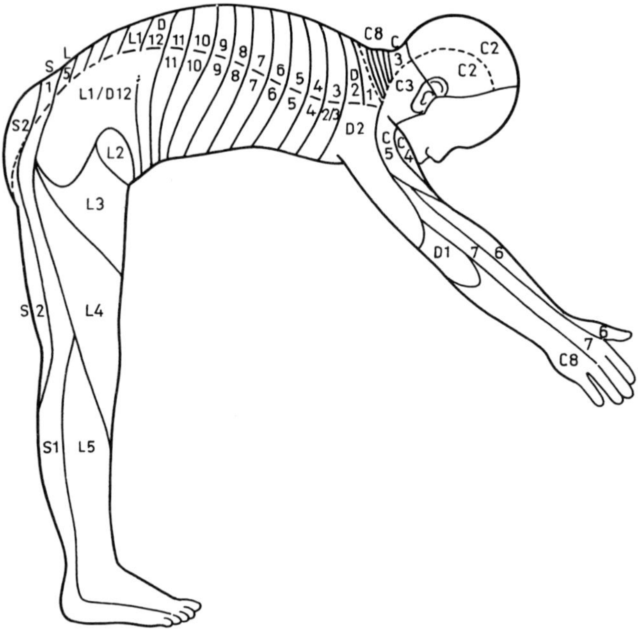


**Abbildung 50:**
Die abgebildeten Figuren zeigen die spinal vermittelten Sensibilitätsareale in segmentaler Anordnung.

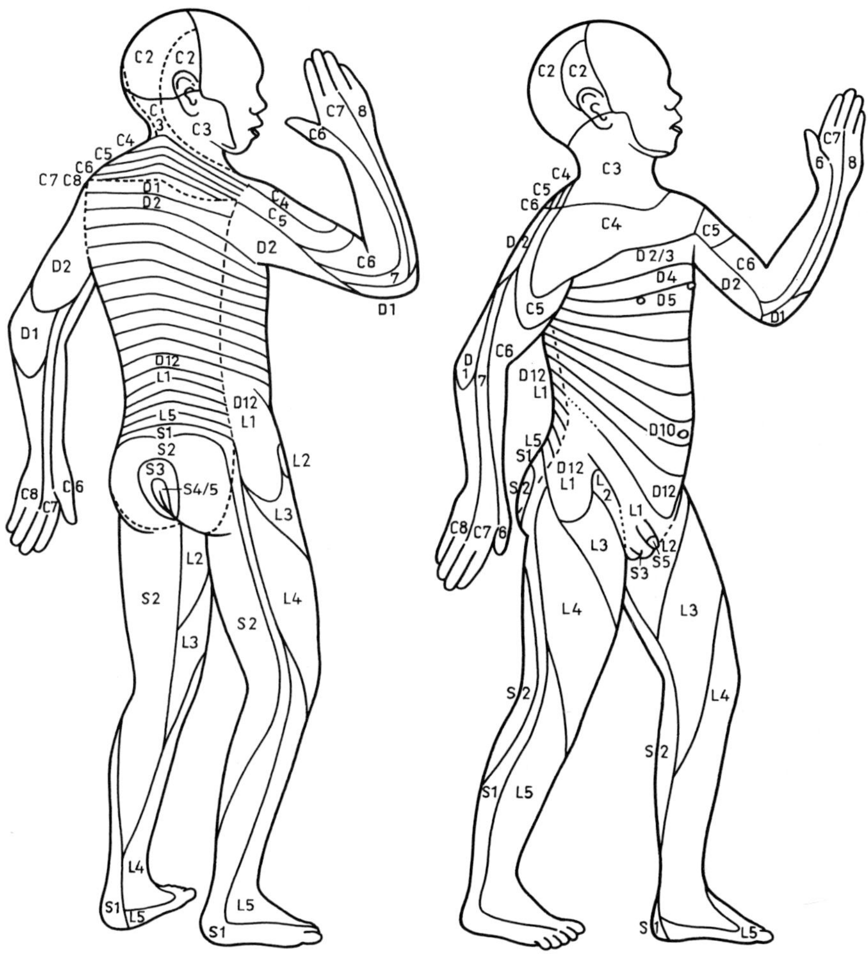


**Abbildung 50** (Fortsetzung):

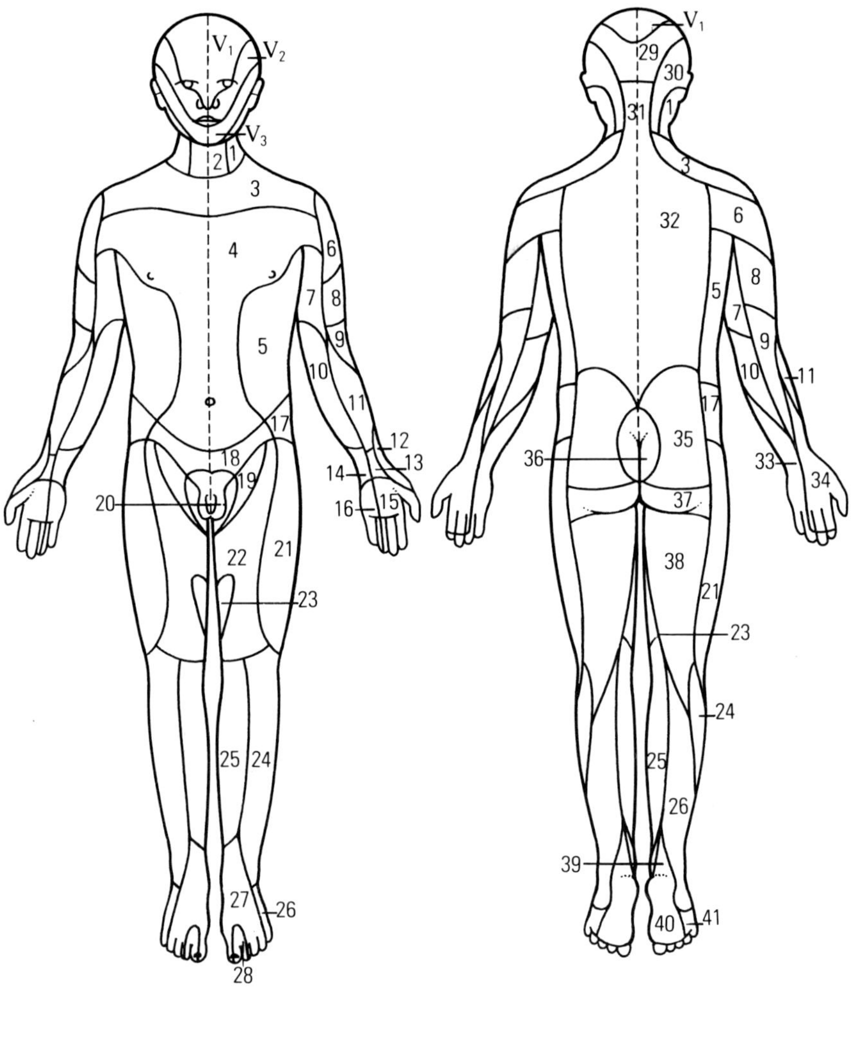

V1
V2
V3
1
2
3
4
5
6
7
8
9
10
11
12
13
14
15
16
17
18
19
20
21
22
23
24
25
26
27
28
29
30
31
32
33
34
35
36
37
38
39
40
41

## Prüfung des Schmerzempfindens

Durch wechselndes Aufsetzen der Reflexhammerspitze läßt sich ein dem Kind angepaßtes schwaches Schmerzmuster auslösen, das dann nur in den Grenzen des auffällig gestörten Berührungsempfindens weiter einengend geprüft werden sollte, um die Schmerzbelastung des Kindes zu minimieren.

Eine über dem Körper unterschiedlich verteilte Schmerzempfindlichkeit muß wegen der differenten Verteilungsdichte der Schmerzrezeptoren berücksichtigt werden.

Bei fehlender Mitarbeit kann auch mimisch abgeleitet werden, inwieweit Schmerzreize empfunden werden.

Eine herabgesetzte Schmerzempfindung (Hypalgesie) oder – stärker ausgeprüft – eine Analgesie bei erhaltener Berührungsempfindlichkeit ist eine dissoziierte Empfindungsstörung, die den Verdacht auf eine Unterbrechung des Tr. spinothalamicus im Vorderseitenstrang lenken sollte.

Bei den hereditär sensiblen Neuropathien (HSN Typ I-IV) besteht konnatal eine Analgesie, die wegen der fehlenden Warnfunktion (Schmerzausfall) zu Gelenkdeformierungen und Frakturen führt.

**Abbildung 51 (S. 112):**

Die Abbildung zeigt die über den peripheren Nerven vermittelten Sensibilitätsareale.

$V_1$ N. ophthalmicus, $V_2$ N. maxillaris des N. trigeminus, $V_3$ N. mandibularis, *1* N. auricularis magnus, *2* N. transversus collis, *3* Nn. supraclaviculares, *4* Nn. intercostales (R. cutanei anteriores), *5* Nn. intercostales (Rr. cutanei laterales), *6* N. axillaris, *7* N. cutaneus brachii medialis, *8* N. cutaneus brachii posterior, *9* N. cutaneus antebrachii posterior, *10* N. cutaneus antebrachii medialis, *11* N. cutaneus antebrachii lateralis, *12* N. radialis (N. superficialis), *13* N. medianus (N. palmaris), *14* N. ulnaris (N. palmaris), *15* N. medianus, *16* N. ulnaris (Nn. digitales palmares communes), *17* N. iliohypogastricus (R. cutaneus lateralis), *18* N. iliohypogastricus (R. cutaneus anterior), *19* N. genitofemoralis (R. femoralis), *20* N. ilioinguinalis (Nn. scrotales anteriores), 21 N. cutaneus femoris lateralis, *22* N. femoralis (Rr. cutanei anteriores), *23* N. obturatorius, *24* N. cutaneus surae lateralis, *25* N. saphenus, *26* N. suralis (N. tibialis), *27* N. peroneus (fibularis) superficialis, *28* N. peroneus (fibularis) profundus, *29* N. occipitalis major, *30* N. occipitalis minor, *31* Nn. cervicales (Rr. dorsales), *32* Nn. spinales (Rr. dorsales), *33* N. ulnaris (R. dorsalis), *34* N. radialis (R. superficialis), *35* Nn. clunium superiores, *36* Nn. clunium medii, *37* Nn. clunium inferiores, *38* N. cutaneus femoris posterior, *39* N. suralis (Rr. calcanei), *40* N. suralis (N. plantaris medialis), *41* N. suralis (N. plantaris lateralis)

## Prüfung des Temperaturempfindens

Mit Hilfe von zwei Reagenzgläsern, gefüllt mit kaltem und heißem Wasser, lassen sich bei ausreichender Mitarbeit die Unterschiede bei der Empfindung von „warm“ und „kalt“ im Seitenvergleich überprüfen.

Eine verminderte Temperaturempfindung (Thermohypästhesie) oder ein aufgehobenes Temperaturempfinden (Thermanästhesie) findet sich bei intramedullären Prozessen (z. B. Tumoren, Syringomyelie) oder gefäßbedingt beim Spinalis anterior-Syndrom, das im Kindesalter extrem selten ist.

Ein intaktes Berührungsempfinden bei gestörtem Temperatur- und Schmerzempfinden wird als dissoziierte Sensibilitätsstörung bezeichnet.

## Prüfung der Tiefensensibilität

Die Tiefensensibilität ist eine Sensibilitätsqualität, die getrennt von Schmerz- und Temperaturempfinden in den Hintersträngen des Rückenmarks nach zentral geleitet wird.

Das Vibrationsempfinden wird seitengleich durch Aufsetzen der angeschlagenen Stimmgabel auf Knochenpunkten (z. B. Epicondylus medialis und lateralis) geprüft. Ein gestörtes Vibrationsempfinden ist ein frühzeitiger Hinweis für eine sich entwickelnde Nervläsion, eine Störung der Hinterwurzeln oder auch für das Einsetzen einer Hinterstrangerkrankung.

Das Lageempfinden wird geprüft, indem dem Kind bei geschlossenen Augen vom Untersucher passiv eine Stellung im Arm beigebracht wird und danach das Kind aufgefordert wird, die gleiche Stellung mit dem freien Arm nachzuvollziehen.

Das taktile Zahlenerkennen ist eine komplexe Leistung, die die Qualitäten Oberflächen- und Tiefensensibilität einschließt. Es wird durch auf die Haut des Kindes geschriebene Zahlen geprüft, die anschließend von ihm benannt werden sollen. Dabei sollte das Kind das Schreiben der Zahlen nicht beobachten können.

# 4.6 Prüfung der Koordination

U6–U9

Die als Ataxie bezeichneten Koordinationsstörungen äußern sich in Gleichgewichtsstörungen, Ungeschicklichkeiten beim Ausführen gezielter Bewegungen und häufig auch in Artikulationsstörungen. Ursächlich sind hierfür zerebelläre, vestibuläre oder spinale Läsionen verantwortlich.

Ein zerebellär bedingter Tremor (Frequenz 4–5 Ausschläge/s) verstärkt sich mit dem Erreichen des Zieles (Intensionstremor) – der dominant vererbte sog. essentielle Tremor (Frequenz 10 Ausschläge/s) nimmt auch bei intendierten Bewegungen zu.

Bei der Diadochokinese wird eine rhythmische Bewegung rasch und geordnet durchgeführt, die die Koordination der geprüften Muskelgruppen erfordert. Bei verlangsamter und arhythmischer Bewegung wird dies als eine Dysdiadochokinese bezeichnet.

## Knie-Hacken-Versuch

**Allgemeines:** Diese Untersuchung dient der Prüfung der Beinkoordination.

**Ausführung:** Dem auf dem Rücken liegenden Kind wird vom Untersucher in einem großen Bogen der eine Fuß mit der Hacke auf die Kniescheibe des anderen Beines gesetzt und anschließend mit dem Fuß über die Schienbeinkante ohne Absetzen nach distal gefahren. Nach Erfassen der Aufgabe (etwa ab 5. LJ) wird das Kind aufgefordert, diese Aufgabe ohne Sichtkontrolle erst mit dem einen und danach mit dem anderen Bein selbst durchzuführen.

**Reaktion:** Das Kind kann die Hacke ohne Abweichungen gezielt auf die Kniescheibe aufsetzen und zielsicher die Schienbeinkante nach unten entlangfahren.

**Bemerkungen:** Eine einseitige Störung sollte unter Berücksichtigung eventuell vorhandener Sensibilitätsstörungen, Geh- und Stehauffälligkeiten gewertet werden. Eine gestörte Versuchsdurchführung ist bei einem Hypertonus der Muskulatur, bei muskulärer Schwäche, bei Skelett- und Hüftdeformitäten zu erwarten.

## Finger-Nasen-Versuch

**Allgemeines:** Dieses Verfahren dient der Überprüfung der Armkoordination und setzt ein intaktes Funktionieren zerebellärer und sensomotorischer Systeme voraus.

**Ausführung:** Dem Kind wird vom Untersucher gezeigt, wie es mit der Zeigefingerspitze in einem großen ausfahrenden Bogen seine Nasenspitze berührt; vom Kind wird diese Übung zunächst mit offenen Augen und anschließend mit geschlossenen Augen wiederholt (etwa ab 5. LJ ausführbar).

**Reaktion:** Das Kind erreicht bei geschlossenen Augen zielsicher ohne Abweichungen und Zittern seine Nasenspitze. Prüfung beider Seiten erforderlich.

**Bemerkungen:** Als pathologisch ist ein konstantes Vorbeizeigen sowie ein Tremor beim oder kurz vor Erreichen der Nasenspitze zu werten.

## Finger-Finger-Versuch

**Allgemeines:** Wie der Finger-Nasen-Versuch ist der Finger-Finger-Versuch ein Verfahren zur Prüfung der Armkoordination.

**Ausführung:** Das Kind wird aufgefordert, in einem großen Bogen mit beiden Zeigefingerspitzen aufeinander zu treffen. Dies wird zunächst unter Sicht und danach vom Kind mit geschlossenen Augen wiederholt (ab 6. LJ möglich).

**Reaktion:** Das Kind führt zielsicher und harmonisch beide Zeigefingerspitzen ohne Tremor zusammen.

**Bemerkungen:** Bei einer konstanten Abweichung über einer Seite ist eine gleichseitige Vestibularisstörung sehr wahrscheinlich.

## Romberg-Versuch

**Allgemeines:** Mit diesem Versuch wird das durch intakte zerebelläre, vestibuläre und spinale Strukturen gewährleistete Stehvermögen geprüft.

**Ausführung:** Das Kind wird aufgefordert, ca. 10 s lang in lockerer Grundhaltung mit vorgestreckten Armen bei geschlossenen Augen zu stehen (etwa ab 5. LJ ausführbar).

**Reaktion:** Das Kind bleibt ruhig in der Mitte stehen, zeigt keine Abweichungen der Arme und keine Fallneigung zur Seite. Das Gleichgewicht darf nicht visuell kontrolliert werden.

**Bemerkungen:** Bei einer auch bei Wiederholungen konstanten Fallneigung nach einer Seite liegt eine einseitige vestibuläre und/oder zerebelläre Funktionsstörung vor. In diesem pathologischen Fall wird von einem positiven Romberg-Zeichen gesprochen.

## Prüfung der Diadochokinese

**Allgemeines:** Es handelt sich um eine rasch wechselnde Agonisten-Antagonisten-Innervation.

**Ausführung:** Das Kind soll die Arme vorgestreckt halten, die Hände leicht spreizen und in rascher Folge beide Hände abwechselnd pronieren und supinieren.

**Reaktion:** Die Bewegungen werden vom Kind rasch, harmonisch und rhythmisch ausgeführt.

**Bemerkungen:** Dysrhythmische, asynchrone und unharmonisch ausfahrende Bewegungsmuster werden als Dysdiadochokinese im Sinne einer feinmotorischen Störung angesehen. Sehr diskrete einseitige Paresen können durch diese Störmuster nachgewiesen werden, während gröbere Auffälligkeiten fehlen. Da es sich bei der Diadochokinese um ein Reaktionsmuster sehr komplex miteinander verbundener zerebraler Systeme handelt, sind Auffälligkeiten vor dem 8. Lebensjahr sehr oft nachweisbar und nur von begrenztem Wert.

## 4.7 Prüfung der meningitischen Zeichen

U2–U9

Es ist eine akute Nackensteife, die nur die Kopfbewegungen einschränkt und auf einer Störung in der Regio cervico-occipitalis beruht (Weichteilaffektionen, entzündliche oder tumoröse Prozesse an der Schädelbasis und den Wirbelgelenken, epidural lokalisierte Prozesse) von einem akuten oder chronischen Meningismus zu unterscheiden.

Einem Meningismus kann eine erregerbedingte Meningitis zugrunde liegen, aber auch andere Vorgänge (wie z. B. Blutungen, Entleerung von Zysten und tumorösen Prozessen), die in den Liquorraum einbrechen und auf diese Weise einen Meningismus auslösen, können Ursache für einen positiven Meningismus sein. Die Affektion des Liquorraumes infolge einer Entzündung oder Blutung bedeutet bei allen Bewegungen, die zu einer Beugung führen, eine sehr schmerzhafte Dehnung der Dura in ihrem gesamten Verlauf und ganz besonders seitens der Wurzeltaschen. Bei der Untersuchung des Kindes ist zu bedenken, daß ein weinendes und ängstliches Kind immer verspannt und abwehrend reagiert, deshalb sollte zunächst beruhigend auf das Kind eingewirkt, mit ihm gesprochen, evtl. sein Lieblingsspielzeug angeboten werden, bevor die meningitischen Zeichen geprüft werden.

## Prüfung auf Meningismus

**Ausführung:** Dem auf dem Rücken liegenden Kind wird vorsichtig die linke Hand des Untersuchers unter den Hinterkopf geschoben und langsam der Kopf nach vorn gebeugt, so daß das Kinn zur Brust geführt wird. (Abb. 52).

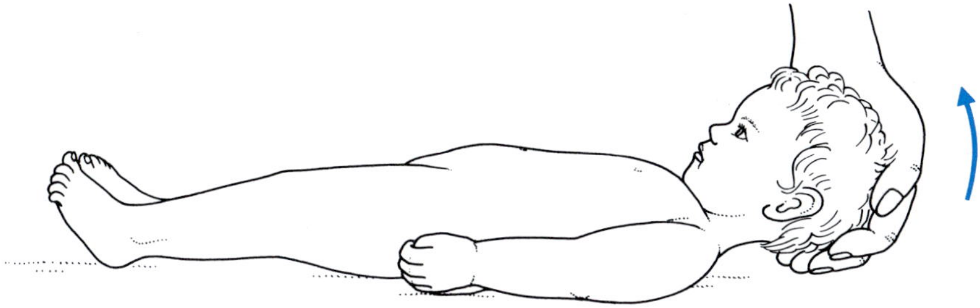

**Abbildung 52:**
Das Anheben des Kopfes mit Führung des Kinns in Brustnähe ist normalerweise widerstandslos auszuführen.

**Reaktion:** Bei bestehendem positiven Meningismus kann der Kopf infolge einer Abwehrspannung nicht gebeugt werden, bei fortgesetzter Beugung werden Schmerzen angegeben. (Im Extremfall befindet sich der Kopf bereits spontan in Opisthotonus-Haltung im Verein mit einer lordotischen Krümmung der Wirbelsäule mit in den Kniegelenken gebeugten Beinen).

## Kernig-Zeichen

**Ausführung:** Bei dem auf dem Rücken liegenden Kind werden vom Untersucher beide Beine gestreckt erfaßt und langsam im Hüftgelenk gebeugt, also im Winkel gegen die Rumpfachse angehoben.

**Reaktion:** Normalerweise können die Beine bis 90° angehoben werden, im positiven Fall (pathologisch) bewirkt die zunehmende Beugung im Hüftgelenk einen schmerzhaften Zug auf die Wurzeltaschen des Duralraumes; Entlastung tritt durch Beugung der Beine im Kniegelenk ein.

## Brudzinski-Zeichen

**Ausführung:** Seitens des Untersuchers wird durch die unter den Hinterkopf des Kindes geschobene Hand versucht, den Kopf nach vorn zu beugen. (Abb. 53).

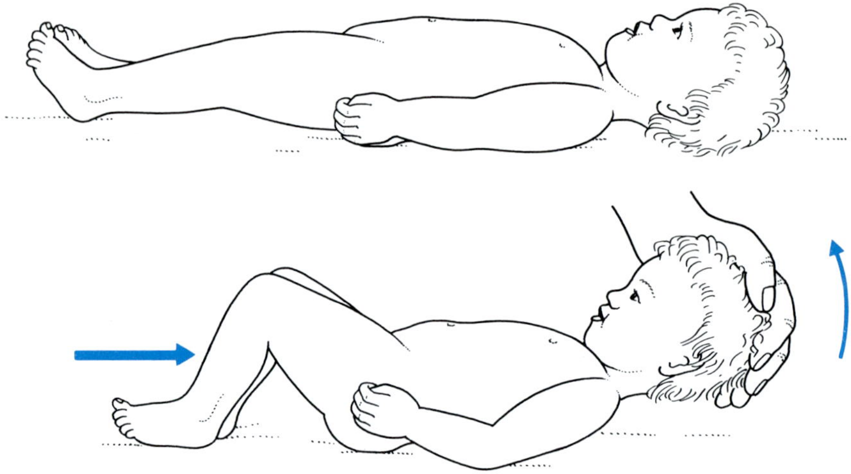

**Abbildung 53:**
Das Anheben des Kopfes führt im pathologischen Fall zu einem Anziehen der Beine im Knie- und Hüftgelenk, um den Zug auf die Dura mater zu vermindern.

**Reaktion:** Im positiven Fall führt das Anheben des Kopfes zu einer spontanen Beugung der Beine im Hüft- und Kniegelenk (Beim sog. unteren Brudzinski-Zeichen – auch Symphysen-Symptom genannt – erfolgt die Auslösung des gleichen Reaktionsmusters durch Druck auf die Symphysengegend).

## Bragard-Zeichen

**Auslösung:** Wie bei der Prüfung des Laségue-Zeichens (siehe dort) wird am gestreckt gehobenen Bein zusätzlich der Fuß passiv nach dorsal gestreckt.

**Reaktion:** Infolge Beugung des gestreckten Beines im Hüftgelenk und Dorsalstreckung des Fußes treten sehr bald radikuläre Schmerzen auf, die zu einer Bewegungsblockierung führen.

**Bemerkungen:** (Siehe Laségue-Zeichen).

## Laségue-Zeichen

**Auslösung:** Der Untersucher erfaßt ein Bein des Kindes, das auf dem Rücken liegt, und hebt es im gestreckten Zustand im Hüftgelenk bis etwa 90° zur Körperachse. Danach wird das andere Bein in gleicher Weise geprüft. (Abb. 54).

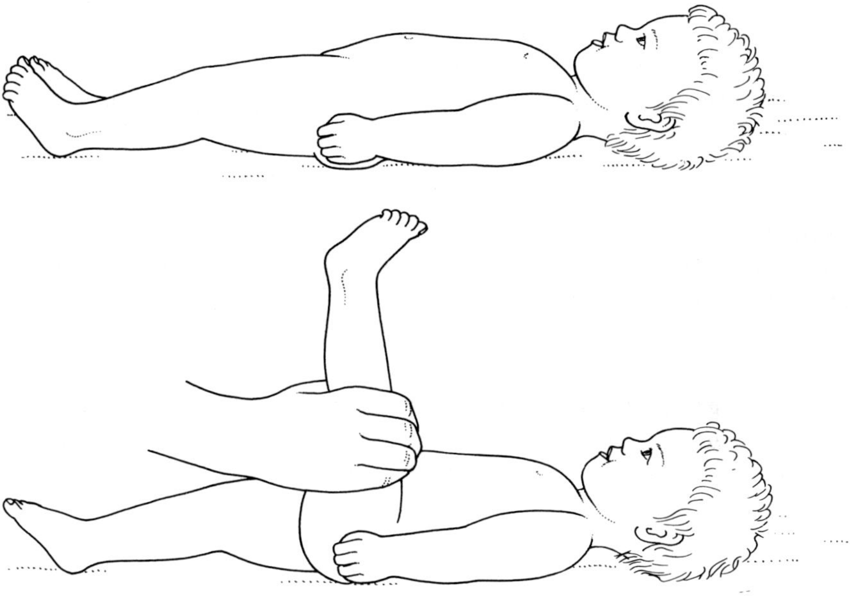

**Abbildung 54:**
Das einseitige Anheben des gestreckten Beines kann im Seitenvergleich das Vorliegen von Wurzelaffektionen aufklären.

**Reaktion:** Beim Anheben des Beines von der Unterlage werden im positiven Fall sehr bald Schmerzen geäußert, so daß keine weitere Beugung des gestreckten Beines möglich ist.

**Bemerkungen:** Mit diesem Test kann eine einseitig bestehende Wurzelaffektion ($L_4$–$S_1$) erfaßt werden; im Falle eines beiderseitig positiven Befundes liegt entweder eine beiderseitige Wurzelaffektion vor oder es besteht eine meningeale Reizung der Dura des Spinalkanals.

## 4.8 Prüfung der vegetativen Funktionen

Vegetative Funktionen sind für den Organismus als permanent regulierendes System von entscheidender Bedeutung. Die sehr vielschichtigen vegetativen Funktionen werden teils neuronal, teils humoral übertragen und kontrolliert. Eine Trennung zwischen beiden ist schwierig, auch ist eine exakte Abtrennung autonom regulierender Systeme von willkürlichem Handeln nur schwerlich ausführbar.

Vegetative Störungen zeigen sich als Zeichen einer vegetativen Übererregbarkeit mit

- Schweißneigung,
- feinschlägigem Fingertremor und/oder
- verstärktem Dermographismus

Im Rahmen der neurologischen Untersuchung gewinnen sie Bedeutung, indem sie eine differentialdiagnostische Klärung zur Lokalisation der Läsion ermöglichen.

Die Schweißdrüsen werden ausgehend vom Dienzephalon über eine zentrale sympathische Bahn, die Seitenhörner des Rückenmark und die vorderen Spinalwurzeln verlaufend bis zu den Grenzstrangganglien, den extraspinalen Umschaltstationen, gesteuert. Diese Grenzstrangganglien sind nur zwischen den Segmenten $C_8$ bis $L_2$ existent, d. h. oberhalb und unterhalb gibt es keine peripher störbare Schweißsekretion.

Eine zentrale Schweißsekretionsstörung ist eine Läsion der Bahn oberhalb des Grenzstranges und zeigt sich in einem Ausfall der emotional und thermoregulatorisch bedingten Schweißbildung. Bei der distalen Läsion (unterhalb des sympathischen Grenzstranges) ist jegliche Schweißsekretion erloschen.

Die differentialdiagnostische Bedeutung der Schweißsekretion ergibt sich daraus, daß das spinal vermittelte sensible Segment dem durch die sympathischen Fasern vermittelten Schweißareal entspricht. So lassen sich distal gelegene nervöse Störungen (z. B. im Plexus und peripheren Nervenverlauf) durch eine aufgehobene spontane Schweißsekretion in diesem Areal bestätigen; spinale oder radikuläre Schädigungen mit der Einbindung sympathischer Fasern vor den Grenzstrangganglien bedingen eine normale bzw. sogar gesteigerte Schweißsekretion im sensibel gestörten Areal.

Praktische Bedeutung zur Überprüfung hat der Ninhydrin-Test nach Moberg, der recht einfach die spontane und emotional gesteigerte Schweißbildung erfaßt.

## Ninhydrin-Test nach Moberg

**Auslösung:** Die Hand oder der Fuß des Kindes oder auch jeweils beide zugleich werden auf einen Bogen Papier fest aufgesetzt und mit einem Stift den Umrissen entsprechend umfahren. Dann gibt man das Papier in eine 1%ige Nihydrin-Lösung, die mit einigen Tropfen Aceton versetzt wurde. Anschließend Trocknen des Papiers ca. 3 min in einem Trockenschrank bei 110–120°C.

**Reaktion:** Die Schweißsekretion hinterläßt auf dem Papier eine violette Verfärbung, während die anhidrotischen Bezirke weiß bleiben.

**Bemerkungen:** Damit ist eine Differenzierung zwischen peripheren und spinalen bzw. radikulären Läsionen gegeben.
Das vegetative Nervensystem ist auch in einem sehr hohen Grade für die Blasen- und Mastdarmtätigkeit verantwortlich und als solche oft mit neurologischen Erkrankungen verbunden. Akute Querschnittslähmungen bedingen im akuten Stadium eine Lähmung der gesamten Blasenmuskulatur (sowohl der willkürlich als auch der unwillkürlich innervierten), was zu einer schlaffen, atonischen Blase mit akutem Harnverhalten führt. Nach Überwindung des Primärstadiums reagiert die Blase bei Füllung von einem bestimmten Druck an als *Überlaufblase*. Danach bildet sich entweder eine *hypertone Reflexblase* bei Läsionen oberhalb von $Th_{12}$ aus mit unwillkürlicher, reflektorischer Miktion, Pollakisurie

und geringer Restharnmenge, oder es resultiert eine *autonome*, sog. *neurogene Blase* bei Schädigung der parasympathischen spinalen Zentren mit unzureichender Funktionsübernahme der Blasenfunktion seitens intramuraler Ganglien mit vermindertem Blasentonus und vergrößerter Restharnmenge (und entsprechend erhöhtem Infektionsrisiko).

Etwa gleichartig sind die Auswirkungen auf die Darmtätigkeit, die bei einer Querschnittssymptomatik oberhalb des Segmentes $Th_{12}$ im akuten Stadium eine Darmatonie mit Lähmung des Analsphinkterverschlusses bewirken und sich später in eine reflektorische oder autonome Darmentleerung einpegeln, jedoch immer verbunden bleiben mit einer chronischen Obstipation.

# 5
# Das bewußtlose Kind

Der physiologische Schlaf-Wach-Rhythmus ist in funktioneller Hinsicht ein sehr komplexer Regelkreis, der einen intakten Informationsaustausch zwischen Großhirn und Hirnstamm voraussetzt. Zentrale Bedeutung hat in diesem Zusammenhang das anatomische Grenzen überschreitende Kerngebiet der Formatio reticularis, das die notwendigen Verknüpfungen zu den verschiedenen Hirnstrukturen schafft. Unter dem Gesichtspunkt der anatomischen Strukturen muß der rostrale Anteil des Hirnstamms erwähnt werden.

Global spielen die direkte oder indirekte Beeinträchtigung der Mittellinienstrukturen insbesondere die des Mittelhirns eine ganz entscheidende Rolle bei der Entstehung, Ausdehnung oder auch Rückbildung von Bewußtseinsstörungen.

## 5.1
## Untersuchungsablauf

Wenn auch aufgrund der Umstände anfangs nicht immer möglich, so sollte doch eine verläßliche Fremdanamnese so rasch wie möglich verfügbar sein, da hierdurch ein wichtiger Schritt zur ätiologischen Aufklärung der vorliegenden Bewußtseinsstörungen getan wird. Es ist vor allem folgender Sachverhalt zu klären:

- Kann ein Trauma in der jüngsten Vergangenheit ausgeschlossen werden?
- Seit wann und welche Auffälligkeiten sind bei dem bewußtlosen Kind bekannt?
- Welche Ereignisse sind – möglichst genau und lückenlos – vor Eintritt der aktuell bestehenden Bewußtseinsstörung eingetreten?
- Ist beim Kind ein Anfallsleiden bekannt?
- Gibt es im Haushalt Medikamente, die für das Kind in irgendeiner Weise zugänglich waren (bei Kleinkindern sind auch Haushaltchemikalien zu berücksichtigen) und welche?

## 5.2 Beurteilung der Bewußtseinsstörung

Es läßt sich – auch unter Berücksichtigung der internationalen Fachliteratur – keine allgemeingültige Einteilung der Störungen bei zunehmendem Bewußtseinsverlust geben, die in jeder Hinsicht befriedigen würde. Bewußtseinsstörungen sind in der intensivmedizinischen Betreuung jedoch von zentraler Bedeutung, da sich mit ihrer Hilfe Besserungen und Verschlechterungen des Befindens ablesen lassen. Allerdings sind die verschiedenen Formen ohne einen ätiologischen Bezug!

Die Untersuchung beginnt mit der Beobachtung des in seiner Wachheit eingeschränkten bzw. bewußtlosen Kindes. Das Ziel ist, spontane Bewegungen des Rumpfes und der Extremitäten oder am Gesicht ablaufende Zuckungen, wie z. B. Lidschläge, Bulbusbewegungen oder Bewegungen im Mundbereich, zu erfassen. Mit Hilfe dieser Beobachtung kann der Untersucher ohne Anwendung jeglicher äußerer Stimulation wichtige Hinweise für den Grad der vorliegenden Bewußtseinsstörung gewinnen; zudem kann er aus den ablaufenden Bewegungen etwas zum Tempo (verlangsamt, stark verzögert, vereinzelt hervortretend, plötzlich einschießend, anhaltend, rhythmisch, unkoordiniert) und zum Bewegungsausmaß (großräumig, geringgradig, Anspannung der Muskulatur ohne sichtbaren Bewegungseffekt auf die betroffene Extremität) aussagen.

Danach sollte der Untersucher das Kind zur Prüfung der Reaktion auf akustische Reize mit seinem Namen ansprechen (Taubheit ist anamnestisch ausgeschlossen worden), es bei fehlender Reaktion rufen und bei Öffnen der Augen eindringlich befragen. Damit wird nicht nur das Reagieren auf akustische Stimuli geprüft, sondern auch eine Aussage zum geäußerten Gedankeninhalt (Orientierung, Sinnestäuschungen, Antrieb, Gedächtnis) gewonnen.

Ausgehend von den eigenen Erfahrungen wird nachfolgend eine Graduierung der Bewußtseinsstörungen im Kindesalter dargestellt, die en détail von der Kleinkindperiode an verwendbar ist (Tabelle 2). Es sollte unbedingt berücksichtigt werden, daß die Skala bei den leichtgradigen Veränderungen die Bandbreite des normalen kindlichen Verhaltens zu berücksichtigen hat, da es bekanntermaßen eine Reihe von Kindern gibt, die immer etwas verträumt, introvertiert und gegenüber Fremden gehemmt-abwehrend reagieren.

**Tabelle 2:**
**Skala der Bewußtseinsgrade**

| Grad | Bezeichnung | Klinik | Neurologie |
|---|---|---|---|
| 0 | Bewußtseins-klarheit (= Vigilanz) | Kind ist hellwach, reagiert spontan und adäquat entsprechend seinem Alters- und Entwicklungsstand | Reflexstatus einschließlich Hirnstammreflexe unauffällig |
| 1 | Geringgradige Bewußtseins-einengung | Kind ist munter, fällt aber durch ängstlich-gehemmtes, abwehrendes Verhalten auf – durch geduldiges Eingehen läßt sich eine Kooperation erreichen | wie bei Grad 0 |
| 2 | Mittelgradige Bewußtseins-einengung | Kind ist munter, zeigt aber eine inadäquate psychomotorische Unrast, die extern – auf verbalem Wege – wenig oder gar nicht beeinflußbar ist | Hirnnervenbereich unauffällig, MER regelrecht auslösbar, Tonus gering erhöht |
| 3 | Benommenheit | Kind erscheint bewegungsarm und in seinen Bewegungen einschließlich Sprache verlangsamt | idem |
| 4 | Verstärkte Benommenheit | Kind ist müde, teilnahmslos, zeigt keine Spontaneität; tendiert zum Einschlafen, läßt sich aber sehr leicht daraus erwecken | MER regelrecht auslösbar, Hypotonus |
| 5 | Somnolenz | Kind hat vorwiegend die Augen geschlossen; es reagiert auf akustische Weckreaktionen mit verzögert gegebenen Antworten, die oft erst nach wiederholten Fragen gegeben werden | Bulbusbewegungen pendelnd; Pupillen prompt reagierend, Wälzbewegungen des Körpers |
| 6 | Verstärkte Somnolenz | Kind zeigt eine abnorm gesteigerte Schläfrigkeit, gähnt sehr häufig nach imperativem Wecken, wirkt dann apathisch. | Tonus im Bereich der unteren Extremitäten gering erhöht, PBZ angedeutet positiv, Pupillen prompt oder verzögert reagierend, schwimmende Bulbusbewegungen |

**Fortsetzung Tabelle 2:**
**Skala der Bewußtseinsgrade**

| Grad | Bezeichnung | Klinik | Neurologie |
|---|---|---|---|
| 7 | Sopor | Kind schläft und ist durch starke Reize erweckbar, reagiert dann jedoch sehr verlangsamt, spontane Bewegungen fehlen. Auf Schmerzreize erfolgt gezielte Abwehr bezogen auf die Reizquelle und mit entsprechender mimischer Äußerung. Bei lauten Geräuschen erfolgt eine kurze motorische Bewegungsreaktion in Richtung der akustischen Quelle. | MER regelrecht auslösbar, Tonus wechselnd; gelegentlich positive PBZ; Pupillen eng gestellt bei erhaltener Lichtreaktion, okulozephaler Reflex auslösbar. Augenbewegungen erfolgen konjugiert |
| 8 | Koma I | Kind nicht mehr erweckbar, es reagiert auf Schmerzreize mit inadäquaten Beugesynergien der Arme und/oder ohne Strecksynergien der Beine („Dekortikationssyndrom") | Pupillen mittelweit mit Divergenz der Bulbi; Lichtreaktion erhalten, Tonus der Muskulatur erhöht. |
| 9 | Koma II | Kind reagiert auf Schmerzreize mit Strecksynergien über den oberen und unteren Extremitäten („Dezerebrationssyndrom") | Pupillen mittelweit bis weit gestellt, reaktionslos; Hypertonus; okulozephaler und vestibulozephaler Reflex reagiert mit dyskonjugierter Bulbusstellung. |
| 10 | Koma III | Kind reagiert nicht auf die gesetzten Schmerzreize | Maximal weit gestellte Pupillen reagieren nicht auf Licht; keine Spontanatmung, RR- und Temperaturabfall |

Da sehr viele Bewußtseinseinschränkungen Folge einer traumatischen Einwirkung sind, wird die sehr weit verbreitete Glasgow-Coma-Scale (Tabelle 3) in einer für das Kindesalter adaptierten Form angeführt. Diese Skala ist mit ihrer auf einige wesentliche Bezugspunkte bezogenen Bewertung im chirurgischen Bereich sehr rasch durchführbar und gewährt obendrein den Vorteil der internationalen Vergleichbarkeit.

**Tabelle 3:**
**Einstufung des kindlichen Komas nach der Glasgow-Coma-Scale**
(modifiziert nach Teasdale und Jennett, 1976)

I. Reaktion des Kindes mit Augenöffnen

| | Punkte |
|---|---|
| • Beim Herantreten des Untersuchers an das Bett öffnet das Kind spontan die Augen | 4 |
| • Das Kind öffnet auf Ansprechen, gegebenenfalls mehrfaches Anrufen die Augen | 3 |
| • Das Kind reagiert mit Öffnen der Augen nach Setzen eines Schmerzreizes | 2 |
| • Das Kind öffnet selbst nach schmerzhaften Reizen die Augen nicht | 1 |

II. Sprachliche Kommunikation mit dem Kind

| | Punkte |
|---|---|
| • Bei der Unterhaltung zeigt sich das Kind wach, orientiert, antwortet altersgemäß und entsprechend seinem sonstigen Verhalten | 5 |
| • Die vom Kind geäußerten Gedanken zeigen ein Verkennen der Umgebung und spiegeln die Wirklichkeit unreal wider | 4 |
| • Vom Kind werden erst nach mehrmaliger Aufforderung und verbalem Drängen einige wenige Wörter geäußert | 3 |
| • Vom Kind sind lediglich unzusammenhängende und unverständliche Wörter zu hören | 2 |
| • Das Kind zeigt keinerlei lautliche oder sprachliche Äußerungen | 1 |

III. Motorisches Verhalten des Kindes

| | Punkte |
|---|---|
| • Die vom Kind geforderten Handlungen werden erfüllt (z. B. zeige mir Dein rechtes Auge) | 5 |
| • Auf Schmerzreize reagiert das Kind mit gezielter und zweckentsprechender Abwehr | 4 |
| • Das Kind reagiert auf den Schmerzreiz mit einer verstärkten Beugung der Extremitäten und damit einer ungezielten Schmerzabwehr | 3 |
| • Gesetzte Schmerzreize werden vom Kind mit einer Verstärkung der Streckhaltung beantwortet | 2 |
| • Es erfolgt auf Schmerzstimuli keinerlei Reaktion | 1 |

## 5.3 Hirnsyndrome mit Bewußtseinsverlust

Unter dem Aspekt der topischen Zuordnung, die in den verfügbaren Skalen immer nur teilweise gelingt, für diagnostische Zwecke jedoch sehr wesentlich ist, wurde eine übersichtliche Zusammenstellung der Hirnfunktionseinschränkungen im Rahmen des Zwischen-, Mittel- und Bulbärhirn-Syndroms angefügt. Außerdem wurde, allerdings ohne Berücksichtigung der Übergangsstadien, eine Zusammenfassung der wesentlichen Veränderungen des apallischen Syndroms aufgeführt. Dieses schwerwiegende Krankheitsbild ist im Zusammenhang mit der Intensivmedizin immer wieder zu finden.

### Zwischenhirn-Syndrom

**Bewußtseinsgrad:** Zu Beginn zeigt das Kind oftmals eine Unruhe, wird dann zunehmend somnolent und später soporös bis komatös.

**Hirnnervenbereich:** Pupillen eng, Lichtreaktion erhalten (z. T. wenig ergiebige Reaktion). Kornealreflex erhalten. Bulbi bewegen sich anfänglich konjugiert und mit Pendelbewegungen, später divergent. Okulozephaler-Reflex nachweisbar (anfänglich konjugiert, später dyskonjugiert). Ziliospinaler Reflex deutlich auslösbar. Orbicularis-oculi-Reflex und Würgereflex auslösbar. Physiologischer vestibulärer Nystagmus.

**Motorik:** Bei einem erhöhten Muskeltonus und lebhaft auslösbaren MER, positiver Meningismus und teilweise positive Pyramidenbahnzeichen. Spontan wird eine Streckhaltung eingenommen, teilweise durch eine spontane Massenbewegung unterbrochen.

Bei Auslösung von Schmerzreizen werden die Arme gebeugt, bzw. teilweise gestreckt (Beuge-Streck-Synergien als Lokalisationszeichen für einen rostralen Hirnstammschaden – geläufige Bezeichnung: Dekortikationsstarre).

**Vegetativum:** Unregelmäßiger Blutdruck und Herzfrequenz, Atmung normal bis unregelmäßig ablaufend, vermehrtes Gähnen (Cheyne-Stokes-Atemtyp im ausgeprägten Fall).

## Mittelhirn-Syndrom

**Bewußtseinsgrad:** Kind befindet sich im Koma.

**Hirnnervenbereich:** Pupillen mittelweit (ein- oder beidseitig) gestellt, Reaktion auf Licht wenig ergiebig oder völlig fehlend. Kornealreflex positiv (meist mit auslösbarem Korneomandibular-Reflex). Bulbi in Divergenzstellung, Ziliospinal-Reflex anfänglich erhalten, bei ausgeprägtem Mittelhirn-Syndrom nicht mehr auslösbar. Okulozephaler Reflex und vestibulo-zephaler Reflex auslösbar.

**Motorik:** Das spontan bewegungslose Kind zeigt eine Streckhaltung der Arme, Beine und des Rumpfes, die sich bei Setzen von Schmerzreizen, aber auch spontan enorm verstärkt (die Strecksynergien werden grobvereinfachend als Ausdruck einer Dezerebrationsstarre angesehen).

Liegt den Strecksynergien pathogenetisch ein raumfordernder Prozeß (z. B. Tumor, Blutung, Ödem) zugrunde, so sind diese als Hinweis für eine Mittelhirneinklemmung anzusehen.

**Vegetativum:** Neben einem Bluthochdruckanstieg treten Tachykardie, Hyperthermie (vereinzelt auch Hypothermie) und Hyperhidrose auf. Die Atmung ist tachypnoisch (sog. Maschinenatmung). Die vagale Übererregung kann sehr rasch wegen der akuten Gastritis ein Streßulkus auslösen und damit für eine Hämatemesis verantwortlich sein, Hyperperistaltik des Darmes bedingt einen unwillkürlichen Stuhl- und Urinabgang.

## Bulbärhirn-Syndrom

**Bewußtseinsgrad:** Das Kind befindet sich im tiefen Koma.

**Hirnnervenbereich:** Pupillen sind mittelweit bis weit gestellt und reagieren nicht auf Licht. Kornealreflex negativ. Bulbi in Divergenzstellung. Okulozephaler, ziliospinaler, Korneomandibular- und Würge-Reflex negativ.

**Motorik:** Das Kind liegt bewegungslos, reflexlos und hypoton auf der Unterlage, es zeigt zumeist keine Schmerzreaktion, gelegentlich sind Beugesynergien der Beine nachzuweisen; Pyramidenbahnzeichen können positiv sein.

**Vegetativum:** Atmung wird flacher, zunehmend unregelmäßiger und geht in eine Schnappatmung über; Puls, Blutdruck und Körpertemperatur sind dysreguliert (teilweise normal, erhöht oder erniedrigt).

### Apallisches Syndrom

**Allgemeines:** Aufgrund einer ausgedehnten kortikalen, subkortikalen oder Hirnstammschädigung zumeist traumatisch oder hypoxisch bedingt sind die afferenten und efferenten Bahnen in einem hohen Grade gestört und die Hirnfunktion auf eine mesodienzephale Aktivität reduziert.

**Bewußtseinsgrad:** Das Kind zeigt bei Störung des Schlaf-Wach-Rhythmus in den Phasen des scheinbaren Wachseins geöffnete Augen mit spontan sich bewegenden Bulbi ohne ein Fixieren und ohne Blickkontakt zur Umgebung. Außerdem zeigt das Kind keine emotionalen und reaktiven Äußerungen.

**Hirnnervenbereich:** Pupillen sind normal weit oder weit gestellt, Lichtreaktionen zumeist unausgiebig auslösbar. Kornealreflex erhalten. Ziliospinaler Reflex positiv. Blinzelreflex negativ. Saug-, Kau- (einschließlich Zähneknirschen) und Schluckautomatismen laufen spontan ab. Masseterreflex gesteigert auslösbar.

**Motorik:** Das Kind zeigt eine wechselnd ausgeprägte spastische Tetraparese mit gestrecktem Rumpf und adduzierten Extremitäten sowie Beugung über den großen Gelenken. Auf Schmerzreize lassen sich Massenbewegungen, über den Füßen der Fluchtreflex auslösen.

MER sind gesteigert auslösbar, Pyramidenbahnzeichen positiv. Spontan oder auf äußere Reize (Berührung, laute Geräusche usw.) werden Haltungs- und Stellreflexe sowie Greifreflexe eingenommen.

Rasche Ausbildung von Gelenkkontrakturen aufgrund der anhaltenden Beuge- und auch Strecksynergien ist möglich.

**Vegetativum:** Während Atmung und Kreislauf stabil sind, fallen überaktive sympathische Reaktionen (Temperatur, Pulsfrequenz, Blutdruck) in einer anhaltenden sympathikotonen Streßlage (Folgen: Dekubitalulzera, Marasmus) auf.

Durch Schmerzreize werden neben den motorischen Mustern auch verstärkt generalisierte Reaktionen (Hypersalivation, Hyperhidrosis) ausgelöst.

## 5.4 Hirntoddiagnostik

Die Durchführung einer solchen Diagnostik erfordert vom Untersucher eine hohe fachliche Kompetenz und persönliche Erfahrung bei der Ausführung der neurologischen Untersuchung und der Beurteilung der genommenen Ergebnisse.

Die Untersuchung muß von zwei unabhängigen, d. h. nicht zum späteren Transplantationsteam gehörenden Untersuchern ausgeführt werden.

Eine erhebliche psychische Belastung besteht darin, daß die isolierte Hirntoddiagnose an dem durch optimale Beatmung bei regulärer Herztätigkeit und regelrechter Funktion aller anderen Organe teilweise mit spinaler Aktivität reagierenden Kind zu stellen ist mit einer sehr ernsten unabänderlichen Konsequenz. Eine solche schwerwiegende Entscheidung kann nur durch eine sehr exakte Einhaltung und stets kritische Überprüfung aller diagnostischen Schritte getroffen werden.

Es liegen für die Hirntoddiagnostik einige internationale Empfehlungen vor, die auch geringgradig differieren. Die in diesem Abschnitt vertretenen Empfehlungen stützen sich auf die von der Bundesärztekammer erarbeiteten Kriterien. (Stellungnahme des Wissenschaftlichen Beirates der BÄK, überarbeitete Fassung von 1986 – veröffentlicht in DÄB 83, Heft 43 (1986).

Erforderliche Voraussetzungen bei der Hirntoddiagnostik:

A. Zunächst ist zu klären, welche Art der Hirnschädigung vorliegt. Es ist zu unterscheiden zwischen einer *primären Hirnschädigung* und einer *sekundären Hirnschädigung.*

Die primäre Hirnschädigung resultiert aus einer akuten intrakraniellen Hirndrucksteigerung mit zum Stillstand gekommener Hirndurchblutung. An häufigen Ereignissen hierfür sind Schädel-Hirn-Traumata, Hirntumoren, Hirnblutungen zu nennen.

Unter einer sekundären Hirnschädigung ist der Hirnfunktionsverlust nach einer abgelaufenen Hypoxie zu verstehen, deren Ursache außerhalb des Gehirns liegt (kardial oder schockbedingter Herzkreislaufstillstand).

Die Differenzierung zwischen diesen beiden Formen der Hirnschädigung muß eindeutig ausfallen. Hierzu ist eine objektive und subtile Anamneseerhebung zur Klärung der Umstände erforderlich, die zu der vorliegenden Bewußtlosigkeit geführt haben. Desweiteren muß der klinisch-neurologische Status erhoben werden und dieser gegebenenfalls durch weiterführende diagnostische Schritte ergänzt bzw. gesichert werden (Schädel-Röntgen, Sonographie, CT, MRT, Doppler-Sonographie, Angiographie). Die Diagnostik beinhaltet die Differenzierung der Schädigung nach infra- und supratentorieller Lokalisation.

B. Danach müssen zweifelsfrei alle anderen Faktoren ausgeschlossen werden, die die Hirntodsymptomatik imitieren können.

Hierbei sind folgende pathogenetische Störungen zu berücksichtigen:

- Einwirkung zentral dämpfender und neuromuskulär blockierender Medikamente,
- Vorliegen einer primären Unterkühlung,
- Schock jeglicher Genese,
- metabolisch-toxisches Koma,
- endokrines Koma

Nach Prüfung dieser Voraussetzungen hat die Hirntoddiagnostik folgende Bedingungen zu erfüllen:

I. Nachweis des *vollständigen Ausfalls* von Hirnstamm- *und* Großhirnfunktionen *wiederholt* durch zwei kompetente Untersucher.

II. Dieser Zustand muß als *irreversibler Funktionsausfall des gesamten Gehirns* gesichert ausgewiesen sein einschließlich des Ausfalls der Spontanatmung.
Erreicht wird diese Aussage durch Einhalten von altersabhängigen Schwebezeiten, die zudem noch zu berücksichtigen haben, ob eine primäre oder sekundäre Hirnschädigung vorliegt.

Die empfohlenen Schwebezeiten, in denen zur Sicherung der Hirntoddiagnose mehrfach der Ausfall der integrativen Hirnstamm- und Großhirnfunktionen durch zwei Untersucher nachgewiesen werden soll, sind abhängig vom Alter des Kindes und von der Art der Hirnschädigung (primär oder sekundär):

- Für ein Frühgeborenes und ein Neugeborenes bis zu einem GA von 44 Wochen ist eine Verlaufsbeobachtung von mindestens 72 h erforderlich einschließlich eines Standard-EEG und mindestens einer EEG-Kontrolle mit Nachweis eines Null-Linien-Bildes über 30 min.
- Bei einem Säugling ab der 5. Lebenswoche bis zum Alter von 2 Jahren beträgt die Verlaufsbeobachtung mindestens 24 h (primäre Hirnschädigung) mit mindestens einem Standard-EEG und mindestens einer Kontrolle nach 24 h.
- Bei Kindern ab dem 3. Lebensjahr ist bei einer primären Hirnschädigung eine Schwebezeit von 12 h als ausreichend anzusehen und bei Vorliegen einer sekundären Hirnschädigung mindestens eine Schwebezeit von 72 h erforderlich.

Verkürzend für die Diagnosestellung ist die Ableitung eines Null-Linien-EEG. Bei primär infratentorieller Hirnschädigung ist die Registrierung eines Null-Linien-EEG über 30 min zwingend erforderlich.

Nachfolgend werden die wesentlichsten Reflexe aufgeführt, die für die exakte Hirntoddiagnostik erforderlich sind.

## Pupillen-Reflex

**Vorbedingung:** Es muß sicher ausgeschlossen sein, daß sympathisch-parasympathisch wirksame Substanzen Ursache für die fehlende Pupillenreaktion (z. B. Atropin und seine Derivate sowie Katecholamine verursachen dosisabhängig eine weite lichtstarre Pupille) sind.

**Auslösung:** Beide Pupillen werden mittels einer leuchtstarken Lichtquelle, die gebündeltes Licht aussendet, zur Kontraktion angeregt.

**Reaktion bei Hirntod:** Die Pupillen reagieren *nicht* auf direkte und indirekte Lichtreize; sie sind *lichtstarr*. Die Stellung der Pupillen ist meist *maximal geweitet*, teilweise auch mittelweit und gelegentlich entrundet.

**Bemerkungen:** Eine durch Atropin-Wirkung erweiterte Pupille läßt sich durch eine 1%ige Pilocarpin-Lösung nicht verengen, dagegen reagiert die beim Hirntod durch Hirnstammausfall weitgestellte Pupille auf die 1%ige Pilocarpin-Lösung. Siehe S. 91.

## Korneal-Reflex

**Auslösung:** Berühren der Hornhaut – bei evtl. passiv mit den Fingern gespreizten Augenlidern – mit einem Wattetupfer.

**Reaktion:** Deutliche Kontraktion des M. orbicularis oculi mit sofortigem Verschluß der Lidspalte. Bei schwach auslösbarem Reflex läßt sich mit den zur passiven Lidöffnung eingesetzten Fingern auch eine leichte Kontraktion spüren.

**Reaktion bei Hirntod:** Keinerlei spür- oder sichtbare Reaktion der Augenlider nachweisbar.

**Bemerkungen:** Der Ausfall des Korneal-Reflexes beruht auf einem gestörten Reflexbogen seitens des N. trigeminus und/oder N. facialis, deren Leitungsbahnen durch verschiedene Prozesse beeinträchtigt sein können. Auf Seitendifferenzen bei der Reaktion ist zu achten. Siehe S. 96.

## Blinzel-Reflex

**Synonym:** Lidschluß-Reflex

**Auslösung:** Der Untersucher führt rasch seine Hand gegen die spontan geöffneten Augen des Kindes ohne das Kind dabei zu berühren.

**Reaktion:** Das Kind zeigt einen sofortigen Lidschluß und zumeist eine mimische Reaktion im Sinne einer Abwehr.

**Reaktion bei Hirntod:** Keine mimische und keine muskuläre Reaktion auslösbar.

**Bemerkungen:** Dieser Reflex ist beim apallischen Syndrom in wechselnder Weise nachweisbar.

## Ziliospinaler Reflex

**Auslösung:** Mittels einer Kanüle wird ein sehr schmerzhafter Reiz auf die Knochenhaut des Brustbeines gesetzt.

**Reaktion:** Der schmerzhafte Reiz auf die Knochenhaut führt:
1. zu einer Erweiterung beider Pupillen,
2. zu einer gezielten Abwehr und
3. zu einer mimischen Äußerung.

**Reaktion bei Hirntod:** Es fehlt jegliche Reaktion seitens der Pupillen und der Mimik. Die motorischen Abläufe über den Extremitäten sind immer ungerichtet und sehr schwach nachweisbar.

**Bemerkungen:** Dieser Reflex ist nicht zur Höhenlokalisation von Läsionen des Hirnstamms verwendbar (Bahnung erfolgt über absteigende Fasern des N. trigeminus), jedoch sehr wichtig für die graduelle Komabewertung.

## Orbicularis oculi-Reflex

**Synonym:** Glabella-Reflex

**Auslösung:** Der Untersucher führt mit der Reflexhammerspitze einen Schlag auf die Stirn-Haar-Grenze des Kopfes.

**Reaktion:** Prompter Lidschluß beidseits. Seitendifferenzen sprechen für eine Fazialisparese.

**Reaktion bei Hirntod:** Es läßt sich keine Aktivität über den Augenlidern erkennen.

## Vestibulo-okulärer Reflex

**Auslösung:** Spülung des Gehörganges mit kaltem Wasser (Temperatur 30°C) bei einem um ca. 45° angehobenen Kopf des Kindes (zur Aktivierung des horizontalen Bogenganges). Der stärkste Reiz für diesen Reflex ist mit Eiswasser (4–10°C) zu setzen.

**Reaktion:** Bei Beachtung der Bulbi, gegebenenfalls mit passiver Öffnung der Augen, zeigt sich ein Nystagmus zur Seite des durchspülten äußeren Ohres von etwa 2 min Dauer. Beim bewußtlosen Kind mit intaktem Hirnstamm findet sich ein tonisches Wenden der Bulbi zur Seite der Reizauslösung.

**Reaktion bei Hirntod:** Kein Nystagmus auslösbar.

**Bemerkungen:** Vor der Prüfung dieses Reflexes muß sich der Untersucher durch Spiegelung des Trommelfelles von dessen Intaktheit überzeugt haben, um keine zusätzlichen Schäden zu setzen.

## Masseter-Reflex

**Auslösung:** Der Untersucher schlägt mit der Reflexhammerspitze auf den quer über die Kinn-Lippen-Grube gelegten Finger.

**Reaktion:** Die Kontraktion des M. masseter bewirkt einen kurzen Mundschluß.

**Reaktion bei Hirntod:** Keine erkennbare oder durch den Zeigefinger des Untersuchers spürbare Reaktion des Unterkiefers. Siehe S. 96.

## Okulozephaler Reflex

**Auslösung:** Der Untersucher dreht mit beiden Händen den Kopf des Kindes in alle Richtungen und beachtet dabei das Verhalten der Bulbi zur gedrehten Kopfachse.

**Reaktion:** Die Augen folgen nicht der Richtung der Kopfbewegung bzw. bewegen sich in die Gegenrichtung der passiv beigebrachten Kopfdrehung.

**Reaktion bei Hirntod:** Die Augen folgen starr der Bewegungsrichtung des Kopfes.

**Bemerkungen:** Dieser Reflex ist beim apallischen Syndrom auslösbar. Siehe S. 34.

## Würge-Reflex

**Auslösung:** Der Untersucher berührt mit einer Nasensonde den hinteren oberen Rachenraum und bewegt die Sonde in der Trachea.

**Reaktion:** Seitens des Kindes wird eine heftige Abwehr im Sinne eines Würgens und Erbrechens erkennbar.

**Reaktion bei Hirntod:** Die vom Untersucher berührten Areale von Pharynx und Trachea zeigen keinerlei erkennbare Reaktion.

## Spinale Reflextätigkeit

**Auslösung:** Der Untersucher ergreift einen Fuß des Kindes und führt mit einem spitzen Gegenstand eine kräftige Streichbewegung über der Fußsohle aus.

**Reaktion:** Der Fuß wird im Sprunggelenk gestreckt und das Bein im Kniegelenk gebeugt (Fluchtreflex).

**Reaktion bei Hirntod:** Unregelmäßiger Bewegungsablauf im Fuß- und Beinbereich, evtl. Einbeziehen des kontralateralen Beines; in anderen Fällen nur sehr geringe Bewegungsausschläge oder gar keine Muskelaktivität zu registrieren.

**Bemerkungen:** Die durch laufende Reanimationsmaßnahmen mit kontrollierter Beatmung und medikamentöser Therapie gewährleistete Kreislaufstabilität bedingt eine ausreichende Durchblutung und ermöglicht hierdurch eine sehr unterschiedlich auszulösende bzw. spontan zu beobachtende spinale Aktivität.

Die spinale Reflextätigkeit spricht lediglich für die aufrecht erhaltene Funktion der spinalen Strukturen, die unabhängig von Großhirn und Hirnstamm insbesondere im Kindesalter zu beobachten ist. Sie läßt sich mittels Auslösung des Flucht-Reflexes und seitens der tiefen Sehnenreflexe überprüfen.

## Atropin-Test

**Allgemeines:** Der Hirnstamm beeinflußt parasympathisch die Herzfrequenz. Bei Ausfall der parasympathischen Hirnstammregulation ist die Atropin-Gabe ohne Einfluß hinsichtlich einer Tachykardie.

**Ausführung:** Es werden 0,10–0,25 mg Atropin langsam i.v. verabreicht; dies führt in der Regel zu einer Frequenzbeschleunigung von mindestens 20–30 Schlägen/min. Bei fehlender Reaktion wird die i.v. Gabe bis auf 2 mg erhöht.

**Bemerkungen:** Fehlende Veränderung der Herzfrequenz im Sinne einer Zunahme der Schlagfolge spricht für einen Ausfall der parasympathischen Hirnstammregulation.

# Literaturverzeichnis

Berücksichtigte und zum vertiefenden Studium empfohlene Literatur:


BING, R.: Kompendium der topischen Gehirn- und Rückenmarksdiagnostik. Schwabe & Co., Basel 1953

BRONISCH, F. W.: Die Reflexe. Thieme, Stuttgart, New York 1979

DARGASSIES, S. S.-A.: The development of the nervous system in the foetus. Documents scientifiques Guigoz 1968

DARGASSIES, S. S.-A.: Neurological Development in the Fullterm and Premature Neonate. Excerpta Medica Amsterdam, London, New York 1977

DARGASSIES, S. S-A.: The Neuromotor and Psycho-affective Development of the Infant. Elsevier Amsterdam, New York, Oxford 1986

DUUS, P.: Neurologisch-topische Diagnostik. Thieme, Stuttgart, New York 1990

FARMER, Th. W.: Pediatric Neurology. Harper & Row, Philadelphia 1983

FEUDELL, P.: Arbeitsmethoden der Neurologie. Band IV. Fischer, Jena 1965

HEIDRICH, R., SÖRGEL, H.-J., OTT, J.: Neurologischer Untersuchungskurs. Thieme, Leipzig 1973

JOPPICH, G., SCHULTE, F. J.: Neurologie des Neugeborenen. Springer, Berlin, Heidelberg, New York 1968

KRESSIN, W., RAUTENBACH, M.: Zerebrale Bewegungsstörungen im Kindesalter. Verlag Volk und Gesundheit, Berlin 1979

Kriterien des Hirntodes. Stellungnahme des Wissenschaftlichen Beirates der BÄK, DÄB 83/43 (1986)

MASUHR, K. F.: Neurologie. Hippokrates, Stuttgart 1989

MUMENTHALER, M.: Klinische Untersuchung und Analyse neurologischer Syndrome. Thieme, Stuttgart, New York 1988

O'DOHERTY, N.: Neurologigal Examination of the Newborn. MTP Press, Lancaster, Boston 1986

Paraicz, E. u. Szénásy, J.: Neurologisch-klinische Untersuchungen im Säuglings- und Kindesalter. Akademie-Verlag, Budapest 1966

Prechtl, H. F. R, Beintema, D. J.: Die neurologische Untersuchung des reifen Neugeborenen. Thieme, Stuttgart 1968

Teasdale, G., Jennett, B.: Assessment and prognosis of coma after head injury. Act. Neurochir., Wien 34 (1976) 45

Vlach, V.: Some Exteroceptive Skin Reflexes in the Limb and Trunk in Newborns, Studies in Infancy. Spastics Intern. Med. Publ. & Heinemann, London 1968

Vojta, V.: Die zerebralen Bewegungsstörungen im Säuglingsalter. Enke, Stuttgart 1988

Volpe, J. J.: Neurology of the Newborn. Saunders, Philadelphia, London, Tokyo 1987

# Sachverzeichnis

## L



## M

## O



## P



## Q



## R

**S**



**T**